家 庭

常见急症处理指南

主编　陈洁文　王国付

浙江科学技术出版社

图书在版编目（CIP）数据

家庭常见急症处理指南 / 陈洁文，王国付主编 . --
杭州 : 浙江科学技术出版社，2020.12
　　ISBN 978-7-5341-9415-3

Ⅰ . ①家… Ⅱ . ①陈… ②王… Ⅲ . ①常见病—急性
病—急救—指南 Ⅳ . ① R459.7-62

中国版本图书馆 CIP 数据核字（2020）第 259325 号

书　　名	家庭常见急症处理指南
主　　编	陈洁文　王国付

出版发行	浙江科学技术出版社
	杭州市体育场路 347 号　邮政编码：310006
	办公室电话：0571-85176593
	销售部电话：0571-85062597
	网　址：www.zkpress.com
	E-mail：zkpress@zkpress.com
排　　版	杭州立飞图文制作有限公司
印　　刷	浙江广育爱多印务有限公司

开　　本	710×1000　1/16	印　张	8
字　　数	120 000		
版　　次	2020 年 12 月第 1 版	印　次	2020 年 12 月第 1 次印刷
书　　号	ISBN 978-7-5341-9415-3	定　价	20.00 元

责任编辑　刘 丹 方 裕	责任校对　张 宁
责任美编　金 晖	责任印务　田 文

《家庭常见急症处理指南》编委会

主　　任　夏建成

副 主 任　周世平　黄建萍　周　勤

编　　委　赵怀剑　林永俊　李　彤　罗汝斌　张锦华

　　　　　徐明智　於亮亮　浦其斌

主　　编　陈洁文　王国付

副 主 编　胡晓华　严晓春

编写人员　陈洁文　王国付　胡晓华　严晓春　曹　虹

　　　　　王　鑫　乔晓光　张　虹

前　言

据统计，很多人不懂急救，每当遇到紧急状况时，除了拨打120急救电话，不知道还应该做些什么。

很多人可能会想，急救和治病救人不是医生的事情吗？其实这种想法是不正确的。在我们看来，急救知识应该成为每个人必须了解的内容。只有了解急救，才不会在遇到突发急症时作出错误的选择。

本书由多位急救医生共同编写，力求将急救知识的精髓传递给每一位读者，是一本科学性、针对性、实用性和可读性很强的科普读物。

由于知识所限，本书内容定会有疏漏和错误之处，希望广大读者在使用过程中提出宝贵意见。

编　者

2020 年 8 月 18 日

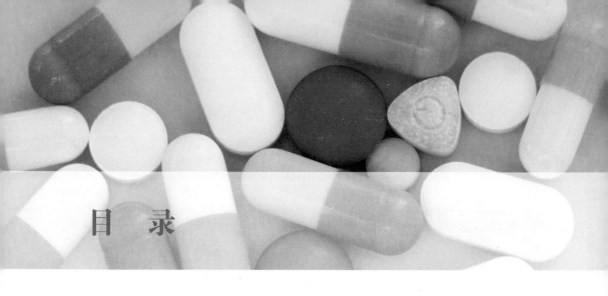

目　录

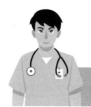

什么是生命体征

生命体征是用来判断患者病情轻重和危急程度的指征，主要包括脉搏、呼吸、血压、体温、瞳孔反射和角膜反射。

四大生命体征包括呼吸、体温、脉搏、血压。它们是维持机体正常活动的支柱，缺一不可，不论哪项异常都会导致严重或致命的疾病，同时某些疾病也可导致四大生命体征的变化或恶化。因此，如何判断它们的正常和异常，已成为每个人的必备知识和技术。如心搏骤停时，会出现意识丧失、无血压等症状，表示由安转危；经抢救后，心跳逐渐恢复正常，表示由危转安。总之，急救人员认真观察四大生命体征，做出正确的判断，有利于发现疾病的轻重缓急和采取针对性的抢救措施。

大量实验研究和临床证实，由各种伤病因素引起心搏骤停后，呼吸也即终止，脑组织会发生不可逆转的损害。心跳停止3秒钟即发生头晕；心跳停止10～20秒钟即发生昏厥、血压下降；心跳停止40秒钟会出现抽搐，摸不到脉搏；呼吸骤停60秒钟后会出现大小便失禁、体温下降，甚至生命终止。

在正常情况下，呼吸、脉搏、体温、血压互相协调、互相配合，共同维持人体正常生理活动和生命体征；而在人体异常情况下，它们也会互相影响，甚至危及生命。

所以说，呼吸、体温、脉搏、血压 是生命的支柱，也是生命的基础。

正常体温是多少

体温正常值依据不同测量方法而有所不同：①口测法。先用75％的医用酒精消毒体温表，然后放在舌下，紧闭口唇，放置5分钟后拿出来读数。口温正常值为 36.3～37.2℃。②腋测法。此法不易发生交叉感染，是测量体温最常用的方法。擦干腋窝汗液，将体温表的水银端放于腋窝顶部，用上臂把体温表夹紧，嘱患者不要乱动，10 分钟后读数。腋温正常值为 36.0～37.0℃。③肛测法。多用于昏迷患者或幼儿。患者仰卧，将肛表头部用油类润滑后，慢慢插入其肛门，深达肛表的 1/2 处，放置 3 分钟后读数。肛温正常值为 36.5～37.7℃。

正常人的体温在 24 小时内略有波动，一般情况下不超过 1℃。在生理情况下，早晨略低，下午、运动时和进食后稍高。老年人体温略低，女性在经期前或妊娠时略

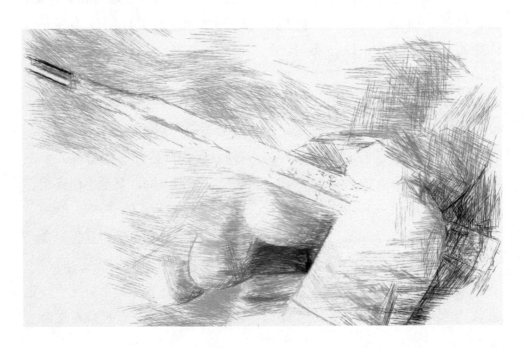

高。口测法体温达 37.4 ～ 38℃ 为低热，38.1 ～ 39℃ 为中度发热，39.1 ～ 41℃ 为高热，41℃ 以上为超高热。

正常血压是多少

正常人的血压随着年龄的增长而逐渐增高，并且在不同的生理状态下有一定幅度的波动，例如人在睡眠时血压下降，而活动时血压上升。一般正常人安静时的收缩压大于 90 毫米汞柱（11.97 千帕）并且小于 140 毫米汞柱（18.62 千帕），舒张压大于 60 毫米汞柱（7.98 千帕）并且小于 90 毫米汞柱。如果收缩压大于 140 毫米汞柱和（或）舒张压大于 90 毫米汞柱则为高血压。如果收缩压小于 90 毫米汞柱和（或）舒张压小于 60 毫米汞柱则为低血压。

脉搏的正常值在什么范围

正常人的脉搏和心跳是一致的。脉搏的正常值为每分钟 60 ～ 100 次，成年人通常为每分钟 70 ～ 80 次。老年人脉搏较慢，为每分钟 55 ～ 60 次。正常人脉搏规则、强弱均等，不会出现脉搏间隔时间长短不一和（或）强弱交替的现象。

脉搏为什么时快时慢

脉搏时快时慢提示存在心律失常，心脏可能有提前跳动，医学上叫期前收缩（又称早搏），也可能是心房颤动（简称房颤），但最常见的是病态窦房结综合征。病态窦房结综合征是由于窦房结及其周围组织的器质性病变导致窦房结起搏功能及传导功能障碍，从而产生多种心律失常和临床症状。最常见的心律失常为窦性心动过缓和传导阻滞，当合并快速心律失常时也称心动过缓—心动过速综合征（简称慢 - 快综合征），即心率时快时慢，快时达每分钟 100 ～ 200 次，慢时为每分钟 30 ～ 50 次。一旦出现上述症状，应该尽快就医。

正常呼吸频率是多少

对于没有肺部疾病的成年人，其呼吸频率为每分钟 16 ～ 20 次。但需要注意的是，不同年龄的儿童，其呼吸频率也不同：新生儿为每分钟 40 ～ 50 次；1 岁以内为每分钟 30 ～ 40 次；2 ～ 3 岁为每分钟 25 ～ 30 次；4 ～ 7 岁为每分钟 20 ～ 25 次；7 岁以上同成年人，为每分钟 16 ～ 20 次。因此，测定呼吸频率要视年龄而定。正常人的呼吸是很规律的，平静状态下吸气是主动动作，呼气是被动动作，主要由胸廓的自然回弹来驱动，其节律和频率是由脑干的呼吸中枢控制的。人在紧张、运动时，呼吸频率会适当加快，呼吸动作会变大，呼吸会加深，通气量也会增加。

呼吸频率异常的判断及处理

一般认为，成年人的呼吸频率在每分钟 12 次以下为呼吸减慢，呼吸频率超过每分钟 24 次为呼吸增快。需要提醒的是，7 岁以下儿童的呼吸频率视年龄和病情而定。呼吸减慢常见于代谢率降低、麻醉过量、休克以及明显颅内压增高等；呼吸增快主要见于发热、肺炎、肺栓塞、胸膜炎、支气管哮喘、充血性心力衰竭、代谢亢进以及神经精神障碍等。另外，情绪变化可影响呼吸频率。因此，测定呼吸频率时，需要转移患者的注意力，可以在摸脉搏的同时测定其呼吸频率。一般测15秒钟，再乘以4，每日应记录3～4次。发现呼吸频率异常时，应及时找出原因并就医。

呼吸节律异常的判断及处理

正常人的呼吸节律是规整的。呼吸节律异常常见为：①潮式呼吸或陈-施呼吸，表现为呼吸暂停→呼吸浅、慢→呼吸深、快→呼吸浅、慢→呼吸暂停，如此有规律地反复循环，是呼吸中枢兴奋性降低的表现，表示病情严重，见于中枢神经系统疾病和脑部血液循环障碍，如脑动脉硬化、心力衰竭、颅内压增高、尿毒症、糖尿病昏迷和急性高原反应等。②比奥呼吸，表现为呼吸间期多变，是一种节律不规则的呼吸困难，见于脑炎、脑膜炎、中暑、颅脑损伤等。如遇到这种情况要及时送至医院就诊。

什么叫意识水平

正常人能自由交流，能正确地识别时间、地点和人物，对环境的各种刺激能做出相应的反应。意识是指人对周围环境和自身的识别能力及清晰程度，是大脑功能活动的综合表现。意识水平可以简单地理解为"清醒程度"。通过观察患者的意识状态，可以判断病情的严重程度。

意识水平可以测量吗

意识水平比较难以测量。虽然医学上有一些评分标准可以量化意识水平，但对于非专业人员来说，我们只要知道意识水平分四种状态就可以了：①嗜睡；②意识迷糊；③昏睡；④昏迷。

如何判断意识水平

患者表情淡漠，对自己及周围环境漠不关心，回答问题迟缓简短，但还算合理，这种情况属于轻度意识障碍，医学上称为"意识模糊"。当患者处于熟睡状态，不易唤醒，即使强行唤醒，又很快入睡，语言模糊不清，甚至答非所问，医学上称为"昏睡"。当呼唤甚至强烈刺激也不能清醒时，属于严重的意识障碍，医学上称为"昏迷"。

根据昏迷的严重程度，又分成三种情况：浅昏迷、中度昏迷、深昏迷。

浅昏迷是指患者没有随意活动，处于被动体位，对周围的事物及声、光刺激均无反应，但对强烈刺激如针刺，可有痛苦呻吟或表情，还有躲避动作。浅昏迷患者的呼吸、脉搏、血压可以正常，但大小便可能失禁或潴留。

中度昏迷介于浅昏迷和深昏

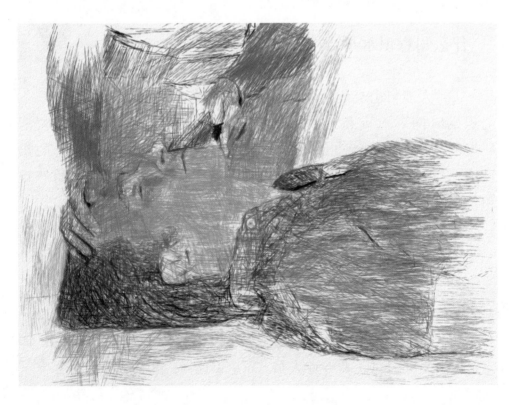

迷之间，对强烈刺激少有反应，各种反射均减弱或迟钝，病情极不稳定。

深昏迷是指患者肌肉松弛，对各种刺激均无反应，吞咽反射、咳嗽反射、瞳孔对光反射均消失，大小便失禁或潴留。深昏迷患者仅能维持最基本的生命活动。

什么是心搏骤停和呼吸骤停

心搏骤停是指心脏搏动突然停止，血流失去心脏的泵动力，不能自然地流出或流入心脏，导致全身器官和组织的血液供应与氧气供应停止，造成各种器官损伤甚至死亡。呼吸骤停是指人停止呼吸。心搏骤停和呼吸骤停往往具备不可预测性和突发性特点，是由各种原因引起的，是没有预想到的、突然的心跳和呼吸停止。

心搏骤停和呼吸骤停的常见原因是什么

临床上造成心搏骤停和呼吸骤停的原因很多，如严重创伤、休克、酸碱失衡、电解质紊乱、自主神经功能异常、溺水窒息、脑卒中、药物过量、心脏病发作、失血过多、电击、一氧化碳中毒、手术麻醉意外等。从发病机制来看，心搏骤停和呼吸骤停大致分为原发性、继发性两类。原发性心搏骤停和呼吸骤停是指由于心、肺器官本身疾患，如心肌梗死、冠心病、肺梗死、呼吸道烧伤、呼吸道梗阻等所致。继发性心搏骤停和呼吸骤停是指心、肺器官本身是正常的，但由于其他部位或器官的疾患引发全身性病理改变，继而发生心跳、呼吸骤停，如严重创伤、电击、溺水、休克、中毒、酸碱失衡、电解质紊乱、自主神经功能失调等。

如何快速判定呼吸、心跳停止

一般根据以下三点判定呼吸、心跳停止：①判断患者意识是否清楚。大声呼唤、拍打患者双肩，凑近其耳旁大声呼唤"喂！你怎么啦？"如认识患者可直呼其名，观察患者是否有睁眼反应，如对呼唤无反应，还可用大拇指掐人中穴，如均无反应，则确定患者意识不清，已昏迷。②判断患者自主呼吸是否消失。可以通过看患者胸廓有无起伏和感觉有无气体从口鼻呼出来判断。③判断患者心跳是否停止。触摸颈动脉搏动处，颈动脉在喉结旁约 2 厘米处，可触摸单侧，力度适中，触摸 10 秒钟进行快速判断。

如何应对呼吸、心跳停止

对于呼吸、心跳停止的患者要争分夺秒地抢救，当医务人员没有赶到现场时，现场目击者的急救非常重要。

计量温度的单位有哪些

华氏温度（°F）和摄氏温度（℃）都是用来计量温度的单位。包括我国在内的世界上很多国家都使用摄氏温度，美国使用华氏温度而较少使用摄氏温度。

华氏温度是华氏温标的标度，其结冰点为 32°F，沸点为 212°F。

摄氏温度是摄氏温标的标度，其结冰点为 0℃，沸点为 100℃。

什么是发热和高热

发热俗称发烧。当人们感染细菌、病毒等微生物后，这些病原体会产生一些能够引起体温升高的物质，我们称之为致热源，人体在这些致热源的作用下引起大脑内体温调节中枢功能障碍，使得人体体温升高，当体温升高超出正常值即称为发热。正常成年人在清晨安静状态下的口腔体温为36.3～37.2℃；肛门内体温为36.5～37.7℃；腋窝体温为36.0～37.0℃。每个人的正常体温略有不同，并受许多因素（时间、季节、环境、月经等）影响。因此判定是否发热，最好是和自己平时同样条件下的体温相比较。如不知自己原来的体温，则腋窝体温（检测5分钟以上）超过37.4℃可定为发热。

按发热程度，发热（口测法）可分为：①低热（37.4～38℃）；②中度发热（38.1～39℃）；③高热（39.1～41℃）；④超高热（41℃以上）。

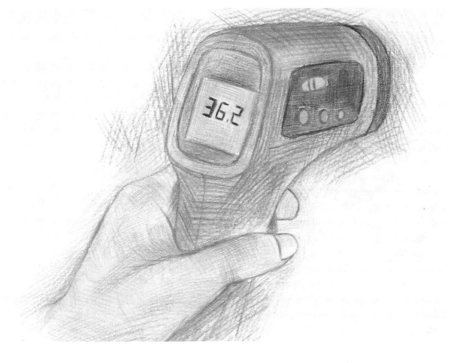

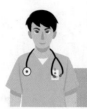
家庭备药的基本原则

1. 根据家庭人员的组成和健康状况来备药。如果家中有老年人和小孩，要特别准备他们用的药物；如果家中有高血压、结核病、冠心病等患者，治疗这些病的药物应常备；家庭药箱中严禁混入家庭成员过敏的药物。

2. 选择副作用较小的老药。

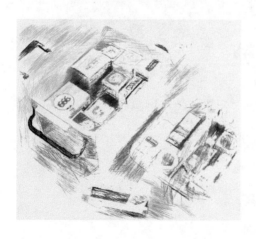

老药的毒副作用已得到充分暴露，一般说明书上都有明确说明，容易发现和预防。新药由于使用时间短，可能会出现一些意想不到的反应，不适合家庭备用。

3. 选择疗效稳定、用法简单的药物。尽量选择口服药、外用药，少选或不选注射药。

4. 选择治疗常见病、多发病的药物。

5. 避光、干燥、阴凉、密封是保存药品的四大要素。

6. 除个别需要长期服用的药物之外，备用量不可过多，一般够 3 ~ 5 天的剂量即可，以免备用量过多造成失效浪费。

家庭备药分类存放的注意事项

1. 应做到外用药和内服药分类存放，并用明显的标记区分。外用药成分复杂，一旦内服，容易诱发中毒反应。建议外用药和内服药贴上不同颜色的标签，然后分类存放在不同的小药箱或抽屉内。

2. 每种药应连外包装一起存放。很多人药买回来后就把外包装纸盒丢掉了，觉得这样可以节省空间，其实这并不是个好习惯。药物的外包装纸盒上除了印有有效期、适应证等相关信息外，对药品的保存也有帮助。如眼药水、喷鼻剂、糖浆等用棕色玻璃瓶包装的药物，对日光特别敏感，光照会加速化学反应而影响药效。

3. 内服药要进一步细分类别存放。将内服药按照不同用途按类分开，并贴上醒目的标签，标明有效日期、名称、用法、用量；儿童药与成人药分开存放，以免错拿。

4. 如果习惯将药品放在小盒子里随身携带，一定记得写清药名和有效日期，并保证适宜的储存条件，同时注意检查核实。对一些有特殊保存要求的药品，如需要冷藏的药品，一定要按照要求存放。药箱应放在小孩拿不到的地方，以免误食。

家庭药箱应定期清理

家庭备用药品应每隔3～6个月清理一次，以及时发现过期药，防止误服过期药品而对身体造成危害。

即使还在有效期内的药品，也要定期检查，注意外观变化，出现以下情况时不能再用：片剂松散、变色；糖衣片的糖衣粘连或开裂；胶囊剂的胶囊粘连、开裂；丸剂粘连、霉变或虫蛀；散剂严重吸潮、结块、发霉；眼药水变色、混浊；软膏剂有异味、变色或油层析出。

处理过期药品有哪些要求

1. 不要随意丢弃。由于过期药品含有多种化学成分，有些还含有砷、汞等重金属物质，如被随意丢弃到自然环境中，会分解成新的物质单元或仍以原有形态残留，导致土壤和水源污染，继而对人类造成危害。

2. 不要将过期药品转卖给不法药贩。不法药贩一般会先集中对过期药品进行简单加工和包装，再将其投放市场，从而给社会带来严重危害。

目前我国还没有处理过期药品的统一规定，在这种情况下，过期药品的处理更要谨慎。

正确认识处方药和非处方药

处方药是为了保证用药安全，经国家卫生行政部门规定或审定，需凭医生或其他有处方权的医疗专业人员开具的处方才能购买，并在医生、药师或其他医疗专业人员监督或指导下方可使用的药品。处方药大多属于以下几种情况：对其活性或副作用还要进一步观察的新药；可产生依赖性的药物，如吗啡类镇痛药及某些催眠药；毒性较大的药物，如抗癌药；用于治疗某些疾病所需的特殊药品，如治疗心脑血管疾病的药物和抗生素类药物。此外，处方药只准在专业性医药报刊上进行广告宣传，不准在大众传播媒介上进行广告宣传。

非处方药是指为方便公众用药，在保证用药安全的前提下，经国家卫生行政部门规定或审定，不需要医生或其他医疗专业人员开具处方即可购买的药品。一般公众凭自我判断，按照药品标签及使用说明就可自行使用。非处方药又称柜台发售药品，通常称为OTC(over the counte)。非处方药大多用于多发病、常见病的自行诊治，如感冒、咳嗽、消化不良、头痛、发热等。

合理使用抗生素

抗生素作为治疗细菌感染性疾病的主要药物，是应用最广、发展最快、品种最多的一类药物。

目前，临床上很多严重感染者死亡，多是因耐药菌感染、抗生素无效导致的。滥用抗生素包括不规范地使用、不必要的情况下使用、超时超量使用、用量不足或疗程不足等。

为了防止滥用抗生素，我们应该做到：生病后及时就诊，按照医生的嘱咐用药；治疗时能吃药不打针、能打针不输液。另外，为了合理使用抗生素，不建议家庭药箱中配备抗生素。

家庭常备的非处方药包括哪些种类

1. 解热镇痛药。这是一类具有解热、镇痛、消炎、抗风湿作用的药物，又称为非甾体抗炎药，可分为水杨酸类、苯胺类、吲哚类等，代表药物为阿司匹林。此类药物主要用于退热（感冒发热）、镇痛（头痛、牙痛、肌肉痛）。

需要注意的是，阿司匹林有较明显的胃肠道不良反应，有胃炎、消化道溃疡患者应避免服用。目前常用对乙酰氨基酚代替阿司匹林，其解热镇痛作用与阿司匹林类似，但无明显的胃肠道刺激作用。泰诺林、必理通等药物的主要成分都是对乙酰氨基酚，选择1～2种即可。

2. 感冒药。日常生活中的感冒药都是对症药物，主要用于缓解感冒引起的鼻塞、打喷嚏、全身不适等症状，包括酚麻美敏片（泰诺）、氨酚伪麻美芬片（日夜百服宁）等，酌情选择1～2种即可。

3. 化痰药和止咳平喘药。此类药主要用于缓解咳嗽、气喘、痰多、咳痰不畅等症状，常用药物包括盐酸氨溴索（沐舒坦）、氨溴特罗口服液（易坦静）、止咳糖浆、枇杷膏、复方甘草片等。

4. 胃药和助消化药。胃药主要用于保护胃黏膜、抑制胃酸分泌，家中有消化道溃疡、胃炎患者应常备此类药物。常用的胃药包括 H_2 受体阻断剂（西咪替丁、雷尼替丁等）、质子泵抑制剂（奥美拉唑等）。

助消化药包括含有多种消化酶成分的药物或能够促进消化液分泌的药物，例如胃蛋白酶、乳酶生等；胃肠动力药能够促进胃肠蠕动和收缩，帮助消化，包括多潘立酮（吗丁啉）等。

5. 止泻药。对于腹泻患者，临床上以对因治疗为主，但对于腹泻较为严重和持久的患者，也可以适当使用止泻药，包括枯草杆菌二联活菌颗粒（妈咪爱）等微生态制剂、蒙脱石散（思密达）等吸附药物。

6. 抗过敏药。用于口服的抗过敏药主要指抗组胺类药物。自从发现组胺是过敏性疾病的病理介质以来，至今已有多种组胺受体阻断剂用于临床，对荨麻疹、过敏性鼻炎、过敏性结膜炎、特应性皮炎、接触性皮炎有很好的疗效，也可以用于蚊虫叮咬引起的皮肤瘙痒和水肿。常用药物包括氯雷他定（开瑞坦）等。

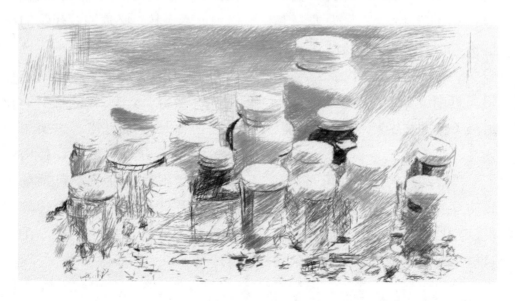

家庭常备哪些特殊药物和处方药

家中如果有高血压、糖尿病、心脏病等慢性疾病患者，则还应当备有专门针对这些疾病的特殊药物，以备不时之需。处方药是必须持医生开具的处方才能在医院或药房购买到的药物，这些药物均需在医生指导下服用。

1. 抗生素类药。抗生素的使用有严格的适应证，不同的抗生素针对的病原菌也不同。另外，滥用抗生素还容易出现细菌耐药等不良后果，因此必须在医生指导下服用。

家庭应选择一些广谱抗生素，例如青霉素、阿莫西林、头孢菌素类等，服用前应仔细阅读药品说明书，了解抗生素的适应证、不良反应，还要注意患者有无该抗生素过敏史、肝肾基础疾病和全身状况等。

2. 抗高血压药。有高血压患者的家庭应常备两种或两种以上降压药物。目前常用的降压药物包括利尿剂（代表药物为氢氯噻嗪）、β肾上腺素受体阻断剂（代表药物为普萘洛尔）、钙通道阻滞剂（代表药物为硝苯地平）和血管紧张素转化酶抑制剂（代表药物为卡托普利）四大种类，其中任何两类药物联用都能获得良好的降压效果。

根据作用时间长短，降压药可以分为短效降压药和中长效降压药。

短效降压药起效快但作用时间短，适合血压突然升高后的快速降压急救。

中长效降压药的药效持续时间可达 12 ～ 24 小时，适合每天服用，稳定降压。

3. 抗心绞痛药。硝酸甘油用于治疗心绞痛已经有百余年的历史，由于其具有疗效稳定、起效快、使用方便、价格低廉等特点，直到现在也是抗心绞痛最常用的药物。硝酸甘油的脂溶性高，通过舌下含服，能被口腔黏膜迅速吸收，含服后 1 ～ 2 分钟即可起效，疗效持续 20 ～ 30 分钟，用于治疗各种类型的心绞痛。

4. 降血糖药。家中有糖尿病患者应常备胰岛素注射剂和口服

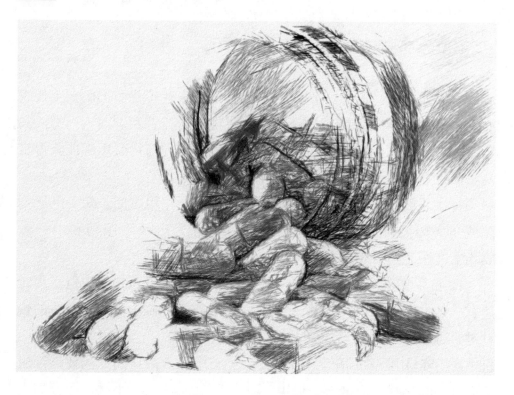

降糖药。胰岛素只能注射给药，注射前应用 75％的医用酒精消毒局部皮肤，注射时间常为饭前 30 分钟或睡前注射，注射剂量应在专业医务人员指导下确定。注射前后应监测尿糖或血糖并坚持记录监测结果，这对于确定正确的胰岛素剂量相当重要。

5. 呼吸道吸入气雾剂。呼吸道吸入气雾剂可分为支气管扩张药、抗炎平喘药、抗过敏平喘药。沙丁胺醇气雾剂（舒喘灵）、硫酸特布他林气雾剂（喘康速）属于支气管扩张药，可以通过舒张支气管肌肉，缓解支气管痉挛和急性呼吸困难。抗炎平喘药有丙酸倍氯米松气雾剂等。抗过敏平喘药只适用于过敏性哮喘。

呼吸道吸入气雾剂的正确使用方法

1. 取下气雾剂盖子，用力摇匀气雾瓶，使瓶里的药液均匀混合。

2. 气雾剂与储雾罐连接，头尽量后仰，使吸入通道呈直线，将储雾罐的喷口放于两唇之间，牙齿轻轻咬住喷头，口唇包紧喷口。

3. 深呼吸后，在按压气雾剂的同时缓慢而深入地吸气，使喷入储雾罐的气雾随吸入的气流缓缓地进入气道内。

4. 屏住呼吸 10 秒钟左右，以便药物更好地进入气管和肺部。

5. 马上用水漱口，并将漱口水吐出，这是很重要的一步。因为气雾剂里的药物一般都有激素，如果吸完后不及时漱口，很容易造成口咽部的霉菌感染，或激素被身体吸收后会引起副作用。

家庭常备外用药物有哪些

1. 医用酒精。75％的医用酒精可用于局部皮肤、伤口、器械的清洗和消毒。需要注意的是，不使用时应将医用酒精密封保存，以免挥发。

2. 生理盐水。0.9％的生理盐水主要用于皮肤创面的清洗、湿敷，无杀菌或抑菌作用，是生活中最常用的清洗药。

3. 皮肤涂擦药。清凉油、风油精等可用于蚊虫叮咬；蓝油烃油膏主要用于烫伤、冻伤的创面，有止痛、促进组织再生和创面愈合的作用。

4. 跌打损伤药。这类药物包括红花油、云南白药等。

5. 抗生素药膏。红霉素软膏具有保护皮肤、避免干燥的作用，湿疹、虫咬、冻伤或轻微破皮现象、小面积的轻度烫伤都可以涂抹。

家庭常备医疗器械有哪些

1. 血压计。现在市场上常见的血压计有水银柱式血压计、电子血压计和气压腕式血压计三种。电子血压计除了能显示血压读数外，还可以显示心率。

2. 血糖仪。血糖仪的工作

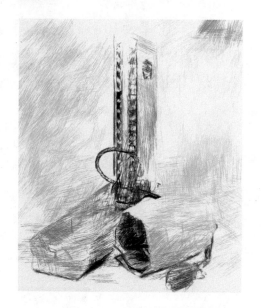

原理主要分为光电型和电极型。光电型血糖仪价格比较便宜，但容易受到污染，影响测试结果。电极型血糖仪可以避免污染，通常情况下不需要校准。

3. 体温计。体温计包括水银体温计、电子体温计、电子耳温计、红外额温计等。

水银体温计的优点是性能稳定、测量结果准确，但易破损，而且测量时间也较长。

电子体温计的优点是测量时间较短，但测量结果容易受到电子元件的影响。

电子耳温计非常适合急重病患者、老年人、婴幼儿使用。

红外额温计的优点是使用方便，但受测量环境、操作方法等影响较大。

4. 氧气瓶、氧气袋和制氧机。对于有呼吸系统疾病或心血管系统疾病的患者家庭来说，常备一个氧气瓶或氧气袋是非常必要的。

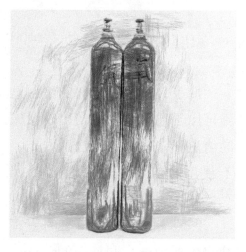

氧气瓶的优点是氧气流量可任意调节，并可以长期保存，但缺点是一次性投入较大、携带不便。

氧气袋的优点是价格低廉、充气方便、危险性小，但缺点是使用不便、含氧量少、不能长期保存。

制氧机的优点是不需要换气，但价格昂贵、出故障后维修不便。

5. 应急用品。圆头剪刀、镊子、刀片、电筒、棉签、胶布、冰袋、消毒纱布、绷带、三角巾、创可贴等用品，可根据自身需要酌情准备。

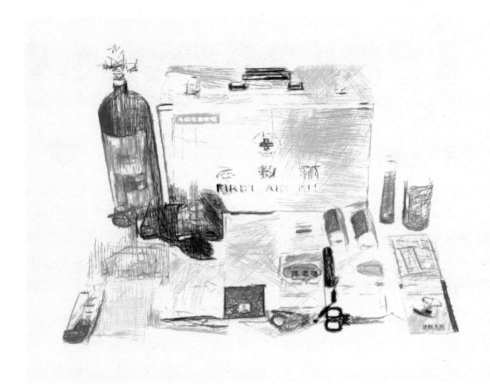

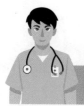

第三章　家庭急救的基本常识

为什么要学习家庭急救知识

生命是最宝贵的，只有充分了解学习家庭急救知识的必要性，才能更好地掌握急救知识。很多时候，在紧急情况下，处理得当和处理不当大相径庭。对于一个伤者来说，处理好了，很快恢复健康，处理不好就可能失去生命；对于一个家庭来说，处理不好就可能失去一个顶梁柱。

我们要知道如何自救，在自救的前提下还要更好地救助他人。"救助他人就是更好地救助自己"，其实在本质上和"我为人人，人人为我"是相同的。在救助中我们要知道如何止血、包扎、固定，还要知道伤者是否

能够搬动，如何搬动才能更好地减少损伤。

家庭急救归根结底是一种比较简单的自救或者互救，主要涉及冷静判断、快速处理、呼救和转运。其中冷静判断和快速处理是核心。无论遇到什么情况，都要记住，"冷静才是硬道理"。只要我们牢记这点，在碰到意外情况时，就能想起相关的急救知识，通过冷静判断，能够很好地发现问题。快速处理不是完美的处理，需要我们认识到最重要的矛盾，利用现场可以应用的物品进行急救，为下一步医院救治打下基础。

现场急救的原则

1. 保持镇定，冷静判断。人在紧张、慌乱的情况下往往会做出错误的判断、选择，这只会使事情变得更糟糕。

无论遇到什么情况，都要学会冷静判断，牢记这一点，才能从容急救与自救。例如，对于大动脉出血创伤患者，首先要压迫止血；对于煤气中毒患者，首先要脱离有煤气的环境，等等。这些都是无法在慌乱的情况下做到的。只有通过冷静判断才能发现问题，从而为接下来的快速处理提供保证。

2. 注意现场安全。确定事发现场和周围环境是否安全、是否会对施救者和伤病者构成威胁是现场急救的最重要原则。现场急救的环境往往存在诸多危险因素，如电、火、煤气、爆炸物、毒性物等。在现场环境非常危险时，千万不可贸然施救，否则只会导致自身损害，增加救援难度。比如有人触电时，切不可不经判断直接施救，而应该切断电源或做好防护措施，方可小心谨慎地实施急救。

3. 不可随意搬动患者。突发意外情况后，患者的病情往往比较复杂，此时若随意搬动患者或对患者猛推猛摇，则有可能再次引起患者损伤，加重病情。比如高空摔伤时，患者往往存在颅脑外伤或脊柱损伤、四肢骨折等情况，此时千万不能随意搬动患者，应该在专业人员的指导下进行搬动。

4. 抓住重点。我们要抓住重点，利用现场可以利用的物品对患者进行急救，为接下来的医院救治打好基础。

5. 对患者进行检查时不能因小失大。当遇到危重患者时，评估患者病情的重点是判断有无威胁患者生命的关键点，比如是否昏迷、有无心跳、呼吸等。如果患者无反应、心跳和呼吸停止，则应立即进行口对口人工呼吸和胸外心脏按压，继而进行其他检查和处置。不能一看见出血就包扎止血，一看见骨折就包扎固定，从而忽略最主要的问题。

6. 不可盲目乱用药、乱处理。现在不少家庭都备有急救药品，但用药的常识很有限。一旦有胸闷就当作心脏病，吃一些速效救心丸之类的药物；异物刺伤时盲目地将异物拔出。其实这些措施不仅于事无补，反而会使病情加重。因此，在不知如何急救的情况下，必须通过电话听从医疗人员的急救指导。

7. 保留现场证据。例如，保留患者的呕吐物、排泄物，这对医生的诊断很有帮助。

家庭急救的常见禁忌证有哪些

家庭急救涉及面很广，常见禁忌证有以下几点：

1. 急性腹痛忌服止痛药。盲目服止痛药会掩盖病情，延误诊断，应尽快去医院检查。

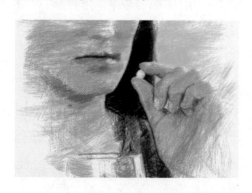

2. 使用止血带结扎时间不宜过长。止血带应每隔 1 小时放松 15 分钟，并做好记录，防止因结扎时间过长造成远端肢体缺血坏死。

3. 昏迷患者忌仰卧。昏迷患者应侧卧，防止口腔分泌物、呕吐物吸入呼吸道引起窒息。需要注意的是，不能给昏迷患者进食、进水。

4. 心源性哮喘患者忌平卧。因为平卧会增加心源性哮喘患者的肺部淤血及心脏负担，使气喘加重，危及生命。心源性哮喘患者应取半卧位，并让下肢下垂。

5. 忌随意搬动脑出血患者。随意搬动脑出血患者会使出血更严重。脑出血患者应取平卧位。

6. 腹泻患者忌乱服止泻药。在未消炎之前乱用止泻药，会使毒素难以排出、肠道炎症加剧。应在使用消炎药之后再用止泻药。

7. 忌徒手拉救触电者。发现有人触电后应立刻切断电源，并马上用干木棍、竹竿等绝缘体将电线从触电者身上拨开。

如何消除家中危险因素

有很多意外伤害发生在家里，比如火灾、煤气中毒、触电、外伤等，所以我们在日常生活中要常提醒自己做到以下几点：

1. 居室内和楼道里不堆放易燃杂物。

2. 离开家时，应关闭家用电器的电源。

3. 做完饭后，应关闭煤气灶开关。

4. 冬季用煤火取暖时，应保证烟道通畅。

5. 登高拿取物品时，要踩稳充当梯子用的物件。

6. 儿童做作业时，应正确使用并保管好锋利和尖锐的文具。

7. 不要把有毒液体装在饮料瓶里，以免家人误饮。

8. 药品、清洗剂、开水、刚用过的熨斗应放在儿童不易接触到的地方。

9. 儿童在玩耍、跑跳的时候，嘴里不要含糖块、笔帽、玻璃球等小物品，以防发生意外。

10. 不要让婴幼儿玩塑料袋，以防蒙住头、遮住口鼻，阻碍呼吸。

11. 刚会翻身的婴儿睡觉时，家人要加强看护，以免婴儿翻身呈俯卧位时口鼻被枕头堵住，导致窒息。

急性疾病按病情可分为几类

急性疾病按照病情可分为轻度病情、中度病情和重度病情。轻度病情往往指局部的、小的损伤或病变，对身体影响不大。中度病情是指已经影响到身体功能或行为的病变。重度病情则是指严重影响身体功能或行为的病变。对于轻度病情的患者，可以在家自行进行短暂的处理，比如说不严重的咳嗽、轻度腹泻、小的皮肤擦伤等；如果处理后情况好转，就不需要去医院了；如果处理后仍不见好或加重了，则应该去医院诊治。对于中度和重度病情患者要尽早去医院就诊。

遇险时有什么注意事项

对于遇险人员来说，首先要设法脱离险境。如果找不到脱离险境的通道，应尽量保存体力，用石块敲击能发出声响的物体，向外发出呼救信号。不要哭喊、急躁和盲目行动，这样会大量消耗精力和体力。应尽可能控制自己的情绪或闭目休息，等待救援人员到来。如果受伤，要想办法包扎，避免流血过多。

如何正确拨打急救电话

拨打急救电话时，应向急救人员讲清如下几点，并事先做好准备工作：

1. 事故地点。讲清患者所在的具体地点，要求准确、明了。

2. 具体病情。讲清患者的具体病情，如出血、急性中毒、骨折等情况。

3. 联系方式。讲清呼救人的姓名、现用的呼救电话号码，以便联系。

4. 派人接应。呼救后，应派人到交叉路口或联系地点等候，以便引导救护车进出。

5. 携带物品。带好患者的病历卡，如患者可能住院，则需带好其内衣、牙膏和其他生活必需品。

6. 移除障碍物。将楼梯或走道上影响搬运患者的杂物暂时搬离，以便搬运患者。

7. 再次呼叫。当呼叫20分钟后仍不见救护车到来，可再次向急救中心询问。

救护人员到来之前应该做什么

救护人员到来之前应根据对患者病情的判断，采取相应的急救措施。在救护车到来之前，现场目击者或家人应在事故现场对患者做必要的急救，并认真、仔细地照料患者。如果坐等救护车到来，有些危重患者的病情即会加重、恶化，甚至死亡。在呼救的同时，现场目击者或家人应给患者做必要的急救，并将急救的"接力棒"往下传，这可提高一些危重患者的生存率。按急救常规，现场目击者或家人应做好以下几项工作：①初步检查患者的神志、呼吸等体征。必须保持患者的正确体位，切勿随便推动或搬运患者，以免加重病情。②呼救的同时，现场目击者或家人应积极施救，一直要坚持到救护人员或其他施救者到达现场接替为止。如果患者的病情没有危及生命，则现场目击者或家人应留在患者身边，尽量给予其精神上的安慰，并进行必要的照顾，耐心等待救护车的到来。

什么情况下需要去医院看急诊

凡遇到以下情况，患者应立即去医院看急诊，免得贻误抢救时机：

1. 发热，口测法体温达到38.5℃以上。

2. 各种原因引起的心律失常（每分钟心跳在120次以上，或者每分钟心跳在60次以下，或者心跳节律不齐）。

3. 各种大出血，如外伤出血、呕血、咯血、五官出血、阴道出血等。

4. 昏厥、休克抽搐、眩晕。

5. 急性中毒，如药物中毒、食物中毒等。

6. 呼吸困难。

7. 咽喉、食管、气管有异物。

8. 急性腹痛，如急性阑尾炎、

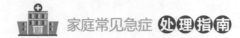

胃十二指肠溃疡穿孔、肠梗阻、急性胆囊炎等。

9. 急性损伤，如骨折、脱臼、烧（烫）伤、冻伤、急性软组织损伤及其他外伤。

10. 严重的腹泻、呕吐。

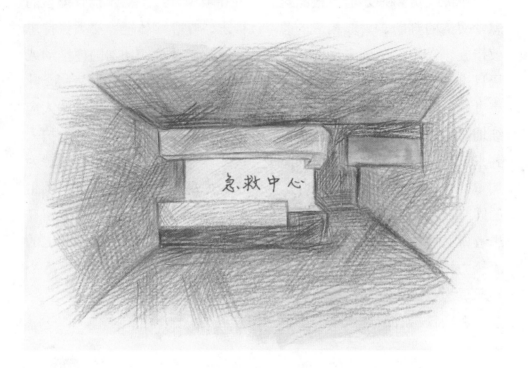

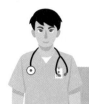

第四章　家庭急救的基本技能

有哪些常用的急救体位

急救时，不同的患者对应不同的急救体位。不同体位对人体的呼吸、血液循环均有影响。因此，正确的急救体位能为患者争取宝贵的生命时间。

1. 平卧位，也称仰卧位。患者平卧在床上，头下放枕头，两臂放在身体两侧，双腿伸直。

平卧位能较好地保证心、脑、肝、肾等全身重要器官的血液供应。

2. 稳定侧卧位。将患者一侧上肢抬起放在头一侧，把另一侧的手掌放在对侧肩上；将一侧下肢屈曲；抢救者分别将两手放在患者肩部和膝关节后面，然后把

患者翻转成稳定侧卧位。

稳定侧卧位可以避免舌头阻塞气道，便于排出呕吐物或分泌物，从而保持气道通畅。

3. 半坐卧位。也称半坐位，患者仰卧后，用棉被或枕头等物体将患者上半身支起，在患者膝下垫枕头或棉被，防止身体下滑。

半坐卧位可在一定程度上缓解呼吸困难，改善呼吸功能，减轻腹肌紧张，缓解腹痛。

4. 坐位。患者坐起，靠在棉被或其他支撑物上，双腿下垂。

坐位可最大程度地缓解呼吸困难，改善呼吸功能，减少静脉回心血量，减轻心脏负荷。

什么是心肺复苏术

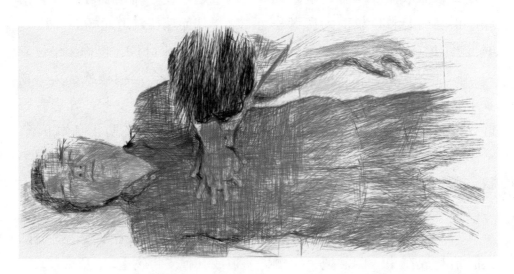

心肺复苏术（CPR）是心脏骤停时，合并使用胸外心脏按压及人工呼吸进行急救的一种操作技术。当然，心肺复苏术在临床上还包括药物抢救以及仪器（如除颤器、起搏器、呼吸机等）的使用。

引起心脏骤停的常见原因有急性心肌梗死、脑卒中、肺源性心脏病、触电、严重创伤、大出血、中毒、气道梗塞、溺水等。

心脏骤停会导致所有组织器官受到不同程度损害，其中脑组织最先受到严重损害。当心跳停止 60 秒钟后即呼吸停止、大小便失禁，当心跳停止超过 4～6 分钟，脑组织则发生不可逆的损害，患者的生存概率会非常小。

如果在心跳停止 4～6 分钟内进行高质量的心肺复苏，并于 8 分钟内进行进一步的生命支持，就可以大大提高患者的生存概率。

单人心肺复苏的操作方法

1. 评估现场环境的安全性。

救援人员在尽快排除各种险情

后，方可进入现场。只有保证救援人员自身的安全，才能保证救援伤员，否则，可能会造成更大的损失。

2. 判断意识和呼吸。大声呼喊患者，同时轻轻晃动患者的肩部或轻轻拍打患者的面部，观察患者有无反应，如果患者对上述呼喊、拍打、晃动均无反应，则说明患者意识丧失。

判断呼吸可通过看、听、感觉来完成。看就是观察患者的胸部和腹部有无起伏，有自主呼吸时，可看到胸部和腹部随呼吸有起伏运动。听就是将耳朵贴近患者的喉部，听是否有气流通过所产生的声音。感觉就是将面部贴近患者的口鼻处，感觉是否有气体从口或鼻部呼出。不要用手感觉，因为面部的感觉比手敏感得多，用面部判断更准确。判断呼吸要快，尽量在5～10秒钟完成。

3. 呼救。如果患者意识丧失、呼吸停止或喘息样呼吸，应立即呼救。如果施救者身边有第三人，可让其拨打120急救电话；如果施救者身边没有第三人，可利用手机的免提功能，一边拨打120急救电话，一边施救。

4. 放置正确的复苏体位。正确的复苏体位是仰卧位，应确保患者身下是坚硬的平面，这样才能在胸外按压时保证按压的力量和深度。患者的头部不得高于胸部，以免导致气道梗阻和脑血流灌注减少。

凡不是仰卧位的患者，一律摆放成仰卧位。如果患者为俯卧位或侧卧位，施救者应迅速跪在患者身体一侧，先把患者双臂向上伸，再将患者外侧下肢搭在内侧下肢上，然后一只手固定患者颈后部，另一只手固定其一侧腋部，将患者整体翻动为仰卧位。翻动时注意确保患者身体在同一轴线上，避免扭曲，以防造成脊柱损伤。

5. 胸外按压。胸外按压是最重要的心肺复苏环节。正确的操作可使心脏排血量达到正常时的25%～40%，脑血流量可达到正常时的30%左右，这样就可以保证机体最低限度的需求了。

胸外按压的操作要点：①施救者跪在患者身体一侧，两膝分开，上身前倾，一只手掌心朝下伸直，将掌根部位放于患者两乳头连线的中点位置，另一只手掌叠放于手背上，两手掌根重叠，双手十指交叉相扣。②按压时，两臂伸直，肘关节不得弯曲，以施救者髋关节为轴，利用上半身的体重及肩、臂部的力量，垂直向下按压患者的胸骨。按压过程中，施救者的掌根部不要离开患者的胸壁，以免按压位置移动，并且用力方向一定要垂直向下。③放松时，要使患者的胸廓完全回弹、扩张。否则，会使回心血量减少。④按压深度至少5厘米，按压频率为每分钟100～120次。⑤按压动作应平稳，并有节奏，按压时间与放松时间应大致相等，操作切勿过重或唐突。⑥在按压患者胸部时，勿压剑突上方，以防引起肝脏撕裂。⑦手指不得接触患者肋骨，只能用手掌根按压。

6. 打开气道。将患者放置在正确的复苏体位后，应立即打开气道。因为患者呼吸和心脏停止时，颈部和喉部的肌肉会松弛，导致舌体发生后坠，可能阻塞气道。

如果没有患者颈部损伤，通常采用"仰头举颏"法打开其气道。具体做法是：施救者一只手放于患者前额，另一只手放于患者下颏，将患者头向后仰，同时向上抬起下颏，使患者的双侧鼻孔朝向正上方即可。

气道打开后，如果发现患者有义齿，要将义齿取出；如果口腔、咽部有异物，应立即清理干净。

7. 人工呼吸。人工呼吸分为口对口呼吸和口对鼻呼吸。

口对口呼吸的具体做法是：①施救者用手捏住患者两侧鼻翼，使鼻腔封闭；②施救者深吸一口气，再用口包裹患者的口后用力吹气。吹气时间应持续1～2秒钟，并确保患者的胸廓抬起。每次吹气后，施救者在侧头换气时松开捏紧患者鼻翼的手指，让患者肺内的气体自然逸出。这样连续吹气2次。

如果患者牙关紧闭，也可以口对鼻呼吸，具体做法是：①施救者用手使患者口唇紧闭；②施救者深吸一口气；③施救者用嘴包裹患者的双鼻孔后用力吹气。同样，吹气时间应持续 1～2 秒钟，并确保患者的胸廓抬起。每次吹气后，施救者在侧头换气时松开捏紧患者口唇的手指，让患者肺内的气体自然逸出。这样连续吹气 2 次。

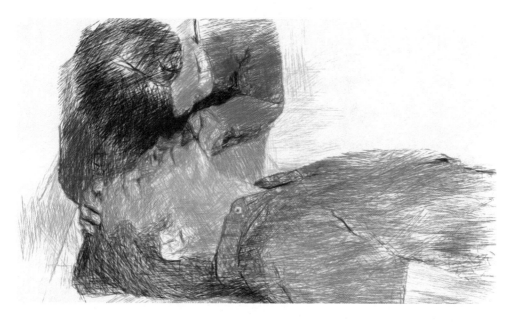

单人心肺复苏的注意事项

1. 胸外按压与人工呼吸的比例。每按压 30 次做 2 次人工呼吸。换句话说，胸外按压与人工呼吸的比例为 30：2，如此周而复始，一直进行至急救人员到达。

2. 检查脉搏。每按压 30 次做 2 次人工呼吸，这为一个循环。在第 5 个循环（约 2 分钟）后，检查一次脉搏。如果患者颈动脉搏动恢复，说明心跳已恢复，应停止胸外按压；如果患者颈动脉搏动仍未恢复，则继续按压，以后每 5 分钟检查一次颈动脉搏动。

3. 若遇下列情况，不能做胸外按压：胸部压伤、胸部内伤、急性心肌梗死、张力性气胸、严重的肺气肿。

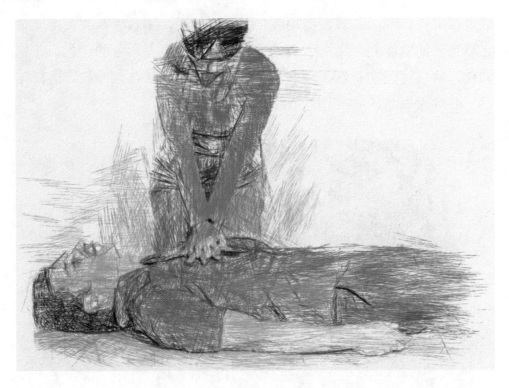

两位施救者如何配合进行心肺复苏操作

如果有两位施救者在现场，可以相互配合进行心肺复苏。一位施救者负责胸外按压，每按压30次停下来，由另一位施救者进行人工呼吸2次。人工呼吸结束后，再立即进行胸外按压。为保证按压效果，按压者与人工呼吸者每5个循环交换一次，直到专业急救人员到达。

婴儿与成年人心肺复苏操作的不同之处

婴儿（0～1岁）与成年人心肺复苏操作差别较大，具体来说，体现在以下几个方面：

1. 刺激足底判断婴儿意识。
2. 按压位置在婴儿两乳头连线中点下一横指下缘处的胸骨体上。

3. 采用双指按压法。施救者将一只手的食指、中指并拢，指尖垂直向下进行胸部按压。

4. 按压深度为胸部前后径的1/3（约为4厘米）。

5. 胸外按压频率为每分钟100～120次。

6. 人工呼吸时，见到胸廓起伏即可。

7. 胸外按压与人工呼吸的比例为15：2。

8. 触摸肱动脉（位于上臂内侧，肘与肩的中点）判断心跳。

儿童与成年人心肺复苏操作的不同之处

儿童（1～8岁）与成年人心肺复苏操作的不同之处体现在以下几个方面：

1. 施救者用一只手的掌根进行胸部按压。

2. 按压深度为胸部前后径的1/3（为4～5厘米）。

3. 胸外按压频率为每分钟90～100次。

4. 胸外按压与人工呼吸的比例为15：2。

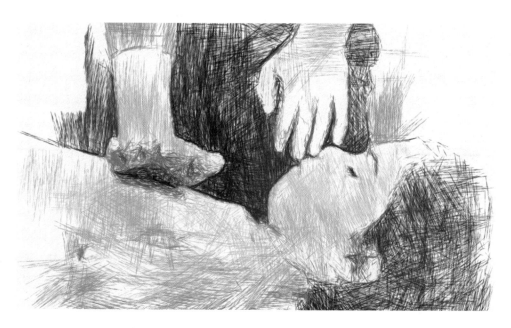

哪些是判断心肺复苏的有效指标

1. 检查患者的瞳孔。注意观察患者瞳孔的反应，瞳孔见光即收缩，表明血液中有足够的含氧量，而且可以流入脑部；瞳孔见光时毫无反应，仍然散大，表明患者的脑部严重受损；瞳孔虽然散大，但在见光时有反应，表明心肺复苏有效。

2. 观察患者的肤色及面色。密切注意患者的皮肤、口唇颜色，如果由原来的紫绀转为红润，表明心肺复苏有效。

3. 触摸患者的脉搏，以检查按压效果或判断心脏是否已经恢复跳动。

如何在家中进行止血处理

一般来讲，普通外伤引起的出血在家中就可以得到初步控制，在到达医院得到专业人员和专业器械帮助之前，我们可以就地取材，在家中先进行早期止血处理。

1. 指压止血法。伤口覆盖敷料、手帕等材料后，以手指或手掌直接用力压迫，一般需要压迫数分钟，从而达到减少相应部位出血的目的。这种方法只适用于四肢及头面部的出血。

2. 加压包扎止血法。在出血部位用干净的敷料覆盖后，使用干净的绷带、布条、手绢等在局部伤口处直接加压包扎，以达到止血的目的，其松紧程度以伤口不出血为宜。这种方法适用于伤口创面较大、渗血较多的情况下使用。

3. 止血带止血法。用止血带（多为橡胶带、宽布条衣带等）扎紧伤肢上端动脉，以达到止血的目的。这种方法与指压止血法的原理相似，但是只适用于四肢动脉的大量出血，多与加压包扎止血法联合使用。在加压包扎后仍不能达到止血效果的患者，可以在适当部位使用止血带。切记止血带的部位不能过低，否则会损伤邻近的神经和皮下组织，导致不可恢复的后遗症。需要提醒

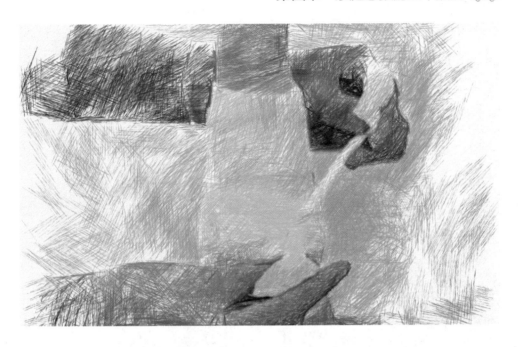

的是，上肢扎止血带的部位在上臂上 1/3 处，下肢扎止血带的部位在大腿中部 1/2 处。结扎止血带的松紧程度以伤口不出血为宜。止血带不可直接与皮肤接触，需用布块衬垫隔开。不要将止血带扎在手肘上方、小腿、膝盖或脚踝等部位，也不要选择细铁丝、细绳、塑料绳或丝线等当作止血带。此外，结扎止血带后必须在伤者身体的显眼位置系上一纸牌，写明扎止血带的部位和时间。需要提醒的是，每隔 30 ～ 40 分钟必须松解一次止血带，每次放松时间为 1 ～ 3 分钟，以免肢体因缺血出现坏死。

如何包扎伤口

　　包扎伤口可以止血、保护伤口、防止污染、固定敷料，有利于伤口尽早愈合。首先用干净的敷料覆盖伤口表面，再用绷带、三角巾或干净的毛巾将敷料包裹固定在伤口表面。包扎力量以达到止血目的为宜。包扎过程中，如发现伤口有骨折端外露，切忌

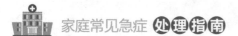

将骨折端还纳，否则将导致深层感染。腹壁伤致肠管外露时，应使用清洁碗等物扣住外露肠管，达到保护的目的，严禁将流出的肠管还纳。

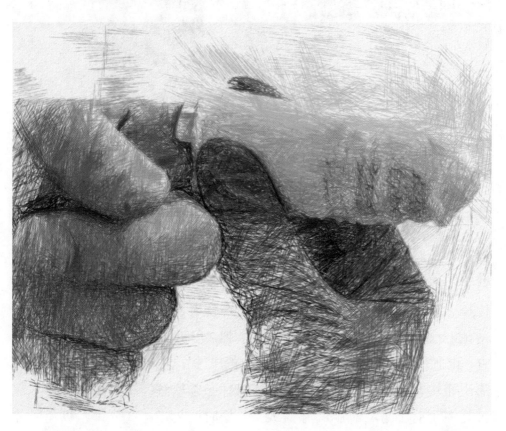

对跌倒患者施救的注意事项

1. 明确患者致伤原因。对于高处坠落伤患者、严重的车祸撞击伤患者、昏迷患者、脊柱或头颈部外伤患者，不建议非专业人员自行移动患者，以免造成更严重的二次损伤。

2. 检查患者有无明显外伤、出血或骨折畸形。如有外伤或者出血，应先行止血包扎或局部固定处理。需要注意的是，休克或大出血患者应尽量采取平卧位，避免站立或端坐。

居家血糖检测的注意事项

1. 一定要选用与自己血糖仪相匹配的血糖试纸条，测试前应核对血糖仪显示的代码与血糖试纸条包装盒上的代码是否一致。在使用前应当注意血糖试纸条的保质期和颜色变化。另外，在每次用新一批血糖试纸条前都应对血糖仪进行校正。

2. 拿血糖试纸条时，手指不要碰到采血区，血糖试纸条放入血糖仪后要等血糖仪出现可滴血

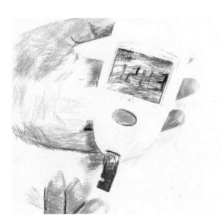

的标志后才能采血，否则将不能显示结果。

3. 要用医用酒精消毒手指，待自然晾干，不要用嘴吹干。不要用碘酒消毒手指，因为碘会和血液中的葡萄糖发生化学反应，从而影响检测结果。

4. 刺出血液后，应轻轻地将血滴到血糖试纸条上，不要用手指直接涂布，大力挤压可能会使针口附近的组织液混入血液中，造成检测结果偏低。

5. 要让血糖试纸条一次采集到适量的血，否则会影响检测结果。血液滴到血糖试纸条后，不要再去涂布。

6. 在血糖仪上读取数据，再拔出血糖试纸条，并用干净的棉签擦拭血糖仪。

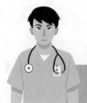

第五章　呼吸系统疾病的急救

什么是呼吸困难

正常成年人的呼吸频率为每分钟 16～20 次，与心脏搏动的次数比为 1∶4。呼吸困难是呼吸功能不全的一个重要症状，患者主观上有空气不足或呼吸费力的感觉，而客观上表现为呼吸频率的深度和节律改变。

什么是慢性肺源性心脏病

肺源性心脏病简称肺心病，根据病程长短可分为急性肺源性心脏病和慢性肺源性心脏病，其中以慢性者居多。

肺源性心脏病是老年人的常见疾病，在春季或冬季容易出现急性发作，疾病晚期可以引起心肺衰竭，容易导致死亡。

慢性肺源性心脏病病程缓慢，缓解期多以慢性咳嗽、咳痰为主要表现。在季节变换、合并感染后可出现急性发作，轻者咳嗽、痰多，体力活动后会有心慌、呼吸困难等；重者咳嗽加重，并伴有紫绀、心悸、下肢浮肿、肝肿大，甚至腹水。疾病后期，则会出现呼吸衰竭和右心功能衰竭表现。在疾病基础上发生急性呼吸道感染后，患者会出现呼吸困难，夜间尤为明显，还会出现紫绀、头疼、烦躁、意识障碍，甚至昏迷。老年患者容易出现其他脏器的并发症，例如肝肾功能受损、消化道症状等。右心功能衰竭多发生在呼吸衰竭基础上，患者会出现明显的心悸气短或下肢凹陷性水肿，甚至出现少尿、无尿等症状。

慢性肺源性心脏病患者的家庭急救措施

1. 急性发作时，应尽快控制感染。感染是诱发慢性肺源性心脏病急性发作的重要原因之一，及时使用有效的抗生素是控制病情的关键。选药时应根据专业医生的建议选用敏感抗生素，必要时应到医院做痰细菌培养，以明确感染源。

2. 有条件的家庭可以给患者做雾化吸入和低浓度吸氧。雾化吸入可以稀释痰液，有利于排痰。吸氧应持续、低流量、低浓度，以免加重患者二氧化碳潴留。

3. 解痉平喘，以保证呼吸道通畅，可使用呼吸道吸入气化剂。

4. 促进排痰。痰液黏稠的患者可以服化痰药物稀释痰液，以利于排出。病重无力咳痰的患者，家人应采用勤翻身、拍背、抚胸等方法帮助其排痰。

5. 加强护理，注意房间通风和保温，避免感冒，一旦感冒应尽快治疗。

6. 注意卧床休息。严重心衰患者不能平卧，可以取半卧位，必要时可以坐于床沿，双脚下垂，以减轻心脏负担。

7. 控制心衰。利尿剂可促进排尿，以减轻心脏负担、消除下肢水肿，但应选择作用温和的利尿剂，小剂量、短期给药。

支气管哮喘患者的急救措施

1. 协助患者取半卧位休息；或让患者抱着枕头跪坐在床上，

腰向前倾，有利于患者呼吸。有条件的家庭可以给患者吸氧。

2. 家中有哮喘病史的老年人应常备呼吸道吸入气化剂，出现急性发作时可及时使用。使用呼吸道吸入气化剂时，按压 1～2 次即可，每天使用 6～8 次。

3. 过敏性哮喘患者应找出过敏原，其他因素引起哮喘的患者要注意预防受凉、防止感染。

4. 保持室内通风，但避免风直吹向患者。避免室内有烟雾等刺激性气体。

5. 若患者哮喘发作经急救处理未缓解，应及时送医院治疗或拨打 120 急救电话。

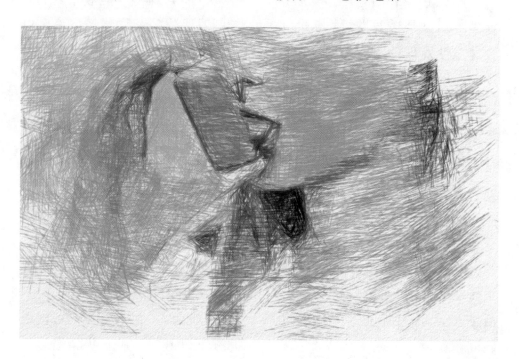

慢性支气管炎患者急性发作的急救措施

1. 患者应戒烟，避免吸入刺激性气体。

2. 季节变换时应注意保暖，避免在人群聚居地逗留，出现感冒早期症状时应积极治疗，以免病情进一步发展。

3. 控制感染，应坚持每天服药，不可因病情缓解而停药，以免引起病情反复。

4. 对于部分病情较重的患者，要保持呼吸道通畅。备有氧气袋的家庭可以给患者低流量吸氧。

5. 镇咳止痰，改善症状。急性发作期患者在抗感染的同时应积极服用镇咳止痰药物，但应避免使用强镇咳药物，可使用一些中成药。伴有喘息的患者可以服用平喘药。

6. 出现病情加重、自行控制不佳、起病急且病情严重时，应及时前往医院就诊。

7. 在病情缓解期，患者应积极戒烟、控制饮酒，通过体育锻炼增强体质，提高机体免疫力。

8. 对于慢性支气管炎患者，有效咳嗽和排痰是非常重要的自我护理技能。病情严重时，家人应协助患者排痰。可以通过拍背、体位引流的方法，帮助患者排痰。拍背时，家人双手五指并拢，稍变曲呈弧形，利用腕部力量由下至上、由胸至背有节奏地轻轻拍击，使痰液在气管内松动，易于排出。拍击法可以与体位引流同时进行。如患者经过以上方法均不能清除呼吸道分泌物，则必须使用机械方法，从口腔或鼻腔吸痰。

睡眠呼吸暂停低通气综合征患者的家庭处理措施

睡眠呼吸暂停低通气综合征是引起老年人高血压、心律失常、脑血管意外等严重疾病的重要危险因素之一。临床上将睡眠呼吸暂停低通气综合征分为中枢型、阻塞型、混合型三大类型。

对于睡眠呼吸暂停低通气综合征患者，家庭处理措施如下：

1. 对于中枢型睡眠呼吸暂停低通气综合征患者，需要积极寻找和治疗引起呼吸暂停的原发疾病，同时可以服用呼吸兴奋药物以改善呼吸暂停和低氧血症。备有氧气袋的家庭可以给患者吸氧。

2. 对于阻塞型睡眠呼吸暂停低通气综合征患者，则需要积极减肥，控制饮食和体重，适当运动，同时戒酒、戒烟、停用镇静催眠药物及其他可能引起或加重疾病的药物。

3. 建议患者采取侧卧位睡眠并适当抬高床头，还应避免过度劳累。

4. 对于轻度和中度患者，可以采用口腔矫治器治疗，通过物理方法使下颌前移，保持气道通畅，保证睡眠中氧气充足，提高睡眠质量，预防并发症。

5. 有鼻息肉、鼻甲肥大、软腭过低等器质性病变的患者，应到医院通过手术矫正气道狭窄，消除病因。

肺栓塞患者的家庭急救措施

肺栓塞通常在患者离床活动的瞬间或排便增加腹压时发生，因此，对于伴有下肢深静脉血栓的患者，在血栓形成后的 1～2 周内及溶栓治疗早期应绝对卧床休息，床上活动时应避免动作过大，禁止按摩、挤压或热敷患肢，还应保持大便通畅，避免屏气动作和下蹲过久。

如果发生肺栓塞，有简易呼吸机的家庭可以先给患者吸氧，并立即拨打 120 急救电话。

什么是气胸

正常情况下，位于人体肺部和胸廓之间的胸膜腔是一个不含气体的密闭腔隙，其中的压力为负压状态。这个腔隙及其负压状态对于人体的呼吸运动尤为重要。吸气时，胸部和肋骨间的呼吸肌收缩，使胸腔扩大，由于胸膜腔的负压作用，牵引胸廓内的肺也扩大，使得肺内气体压力低于外界大气压力，空气随着压力差进入肺部。呼气时，胸廓缩小，使得肺部也相应缩小，肺内气体压力大于外界大气压力，肺内气体则随着压力差从肺部排出。

当各种原因造成气体进入胸膜腔后，会形成积气状态，使得胸膜腔内的负压变为正压，失去对肺部的牵引作用，甚至对肺部产生压迫作用，使静脉回心血流受阻，影响心肺功能，称为气胸。气胸是常见内科急症，男性多于女性。

气胸的分类

根据发生原因，气胸可分为自发性气胸、外伤性气胸和医源性气胸三类。自发性气胸又可分为原发性自发性气胸和继发性自发性气胸。

原发性自发性气胸好发于体型瘦高的男青年（即生活中所谓的"豆芽菜"体型），继发性自发性气胸则发生于存在基础肺部疾病的患者，如肺结核、慢性阻塞性肺疾病等患者。外伤性气胸常见于车祸伤、高处跌落伤等，医源性气胸则是由某些医学诊疗操作造成的。

另外，根据胸膜破裂情况可以将自发性气胸分为闭合性气胸、开放性气胸和张力性气胸。

气胸的临床表现

自发性气胸起病急骤，部分患者可能有提重物、憋气、剧烈体力活动、剧烈咳嗽等诱因，但多数患者没有任何诱因，在正常活动、休息甚至睡眠中均可发病。气胸症状的轻重与气胸发生的速度、积气量等因素有关。年轻人的中等量气胸很少有明显症状，有时仅在体格检查或常规胸部透视时才被发现；有肺气肿的老年人则可能产生明显的呼吸困难。

自发性气胸多为单侧发病，患者突然感觉一侧胸部剧烈疼痛，呈针刺或刀割样。疼痛持续时间较短，患者很快出现胸闷、呼吸困难，气体刺激胸膜还会引起刺激性咳嗽。少数患者可发生双侧气胸，这时呼吸困难则非常明显。大量气胸时，可以观察到患者气胸一侧胸部隆起、呼吸运动减弱、气管向健康一侧移位。

张力性气胸是自发性气胸中最危险的类型。患者常表现为精神高度紧张、恐惧、烦躁不安、气促、窒息感、发绀、出汗，并有脉搏细弱而快、血压下降等休克表现，甚至出现意识不清、昏迷，若不及时抢救往往会引起死亡。

气胸患者的家庭急救措施

1. 对于症状不明显的小量气胸、稳定气胸、首次发生且症状较轻的闭合性气胸，可以采取保守疗法。患者绝对卧床休息，取半卧位，尽量少讲话，使肺活动减少，有利于气体吸收。可以酌情服用镇静药物和镇痛药物，并给予患者高浓度吸氧，有助于加快胸腔内气体的吸收。

2. 对于外伤引起的开放性气胸，急救的关键在于封闭伤口，不让空气从伤口继续进入胸腔。可采用已消毒的、干净的、吸水性强的纱布直接盖在伤口上，纱布外用不透气的材料（塑料袋、保鲜膜等）覆盖；然后封住三边，保留向下的一边。经过这样的处理，空气只会在呼气时通过创口呼出，吸气时不会再从创口吸入。同时尽快拨打120急救电话，将患者及时送往医院救治。

3. 张力性气胸最危险，必须及时解除胸膜腔内高压，否则患者有生命危险，应尽快拨打120急救电话，迅速将患者送往医院救治。

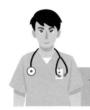

第六章　消化系统疾病的急救

腹痛的分类与表现

根据起病缓急、病程长短，腹痛可分为急性腹痛与慢性腹痛。腹痛可表现为刺痛、绞痛等。腹痛部位常提示病变所在，不过许多内脏性疼痛常定位模糊，所以压痛部位要比患者自觉疼痛部位更为重要。

腹痛的程度在一定意义上反映了病情的轻重。胃肠道穿孔、急性胰腺炎等疼痛多较剧烈，而溃疡病、肠系膜淋巴结炎等疼痛相对轻缓。不过疼痛的感觉因人而异，特别是老年人，有时感觉迟钝，如急性阑尾炎，甚至直到穿孔时患者才感觉腹痛。疼痛性质大致与程度有关，剧烈的腹痛多被患者描述为刀割样痛、绞痛，而较缓和的腹痛则可能被描述为酸痛、胀痛。

什么是急性腹痛

急性腹痛是指较短时间内出现的、突然发作的腹部疼痛，是临床上常见的急症之一，具有起病急、病因不明、病情多变的特点，如果得不到及时处理，可在短期内危及生命。急性腹痛多由腹部脏器疾病引起，但胸部和全身性疾病也可引起腹痛。

急性腹痛发作时都要禁食、

禁饮。所以，不要让患者吃东西、喝水。急性腹痛在没有确诊之前，不要用止痛药。如果服用了止痛药，可能会掩盖真实病情，从而造成误诊、漏诊，延误抢救时机。腹痛剧烈且伴有呕吐、高热、血便时，应及时拨打 120 急救电话或到医院治疗。

什么是腹泻

腹泻是指大便量和次数增加，或大便呈水样，或大便含脓血、黏液及未消化食物。腹泻常伴有排便急迫感、失禁等症状。

腹泻最常见的原因是急性胃肠炎，其中消化道症状最突出，突然出现频繁水样便、恶心、发热、腹部绞痛，症状可轻可重。腹泻若伴有呕吐或腹泻严重者，应及时送医院。

呕吐患者的家庭急救措施

1. 吃了不洁食物而造成呕吐时，应当把不洁食物吐出来，吐得越干净越好。否则，这些带有病菌和毒素的食物会引起疾病。为了避免引起严重后果，不能止吐。将不洁食物吐净，呕吐便随即而止。

2. 卧床休息，头应偏向一侧。

患者要呕吐时，应将患者扶起，以免呕吐物呛入气管而引起窒息或吸入性肺炎。

3. 对于有严重基础疾病者、病因不明者、儿童和年老体弱者，以及有比较严重呕吐并发症者，应及时送医院。

急性胃炎患者的急救措施

急性胃炎的典型表现是恶心、呕吐、腹痛、腹泻。在进食不洁食物后数小时内发病，起病时常有恶心，继而呕吐。腹部疼痛部位以中上腹偏左或肚脐周围较为多见，呈阵发性加剧。患者每天腹泻数次至数十次不等，多为黄色水样便。若大量呕吐和腹泻没有及时得到控制，很容易导致脱水，严重者甚至可以引起昏迷、休克。若胃黏膜出血，则可能在呕吐物中带血丝，或排出黑便。

面对急性胃炎患者，家庭急救措施如下：

1. 患者应卧床休息，暂时禁食。

2. 避免辣椒、醋、葱、姜、蒜等刺激性食物，也不要饮用浓茶、咖啡等兴奋性饮料。病情缓解后可以逐步进食半流质食物，但应减少食物中的脂肪含量，以清淡食物为主。

3. 可以局部热敷帮助止痛，但有胃出血时（如患者有呕血、便血）不可热敷，以免增加出血量。

4. 及时、充分地补给水分，防止脱水。最好在温开水中加少量食盐和白糖饮用。不要饮用含糖量较高的果汁、汽水、牛奶等，以免加重腹痛。

5. 轻度腹泻者可服用药物止泻。

6. 对于腹泻、呕吐严重者，应及时送医就诊，以免耽误病情。

7. 日常生活中应注意饮食习惯，避免暴饮暴食。慎用对胃肠道有刺激的药物，饮酒应有节制，要养成细嚼慢咽、少食多餐的饮食习惯。

急性肠炎患者的急救措施

急性肠炎的典型表现为腹泻，起病较急，一般在进食后数小时内出现。患者每日腹泻数次至数十次不等，多为黄色水样便，有恶臭。若为痢疾杆菌引起，可见黏液脓血便。

腹痛多位于脐部，闷痛较轻，可有不同程度的压痛。合并急性胃炎则可伴有恶心、呕吐。全身症状一般较轻，部分患者有发热、头疼等全身症状。腹泻严重者可出现脱水、休克。

面对急性肠炎患者，家庭急救措施如下：

1. 调整饮食。发病初期、病情较重时应暂时禁食，以使肠道得到休息，可饮用糖盐水以补充身体水分。病情缓解后应少量进食流质食物。

2. 患者使用的餐具应高温蒸煮消毒，以免交叉感染。

3. 药物治疗。可服用抗生素、胃肠黏膜保护剂和微生态制剂（主要为肠道益生菌制剂，可以调节肠道菌群和抑制致病菌）。

4. 腹泻较严重的患者容易出现脱水，应及时补水。家中可用糖开水、加糖和盐的米汤等口服补水。

5. 脱水严重或出现电解质紊乱的患者要及时送医院就诊。

上消化道出血患者的急救措施

上消化道出血的典型表现为呕血和黑便，具体表现取决于出血部位、出血速度和出血量。食道出血者多表现为呕鲜红色血。胃出血者如果出血量较大、出血速度快，就会刺激胃肠道引起恶心、呕血。胃出血者呕出多为咖啡色血液，应注意观察，以免忽视；出血量大、在胃内停留时间短时，也可呕出暗红色甚至深红色血液。胃出血者如果出血量小、出血速度慢，就可能表现为便血。

由于黑便往往是第二天才排出，加上许多老年人不太注意大便颜色的改变，很容易耽误治疗，应引起重视。大便的颜色取决于血液在肠道内停留时间的长短。血液在肠道内停留时间过长，血红蛋白内的铁与肠道内的硫化物反应形成硫化铁，使大便呈现出发亮的黑色，临床上称为柏油样便。若停留时间短，则为暗红色大便。

面对上消化道出血患者，家庭急救措施如下：

1. 老年人的上消化道出血往往提示有严重疾病，后果严重，应及时拨打 120 急救电话，送医院救治。

2. 在急救车到达前，患者应平卧位休息，并将其下肢抬高，头取侧位，以免大量呕血时血液反流而引起窒息，必要时应吸氧、禁食。

3. 患者不可随意走动，以防晕倒。

4. 注意保证患者呼吸道通畅，以免呕吐物堵塞呼吸道而引起窒息。密切观察患者的生命体征，如心率、血压、呼吸、尿量和神志变化。

5. 呕血未止前应禁食，止血后 6～8 小时可以进食流质食物，如牛奶、米汤、豆浆等。需要注意的是，食物不要过热，以免引起血管充血。

急腹症患者的急救措施

急腹症是指各种原因引起的、以急发腹痛为主要表现，伴有全身症状的一组临床常见综合征。其病情进展往往比较迅速，若延误治疗时间，容易导致严重后果。

面对急腹症患者，家庭急救措施如下：

1. 出现急腹症后，普通人不易鉴别病因，需尽快去医院就诊。家人应做好老年人的思想工作，不可在家硬扛，以免耽误病情。

2. 患者去医院之前应禁食、禁水。因为患者如果是胃穿孔或肠穿孔，进食会加重病情，且急腹症入院后往往需要急诊手术，进食后会增加麻醉风险。

3. 未明确诊断前不要服用止痛药，以免掩盖症状，导致确诊困难。

4. 家人应注意观察患者的呕吐物和大便的颜色、形状、总量，并仔细观察患者的生命体征。

5. 送医院时，让患者采取最舒适的姿势，不用勉强平卧。

便秘患者的家庭处理措施

便秘在老年人中极为常见。

由于老年人的咀嚼能力下降，只

能选择软性食物，导致食物中纤维素缺乏，加之老年人胃肠道蠕动慢、消化能力下降，造成大便在肠道内停留时间过长，从而导致便秘。

面对便秘患者，家庭处理措施如下：

1. 调整饮食。合理的饮食结构和健康的饮食习惯是防止便秘的基础。应鼓励老年人多吃含纤维素多的蔬菜、水果，同时每天应多饮水，以软化大便，利于排便。

2. 养成良好的排便习惯，每天定时排便，以建立良好的排便反射。

3. 适当参加体育锻炼或进行体力活动，以刺激肠道蠕动，并锻炼腹肌、膈肌等肌肉力量。

4. 可服用一些作用温和的泻药帮助排便，如番泻叶等。

便血患者的家庭急救措施

1. 对于痔疮引起的出血，大便后应立即洗澡或者坐浴，然后把臀部擦干净，再用干净的纱布垫在臀下，最后横卧休息。

2. 其他疾病引起的便血患者应安静卧床，减少活动，观察出血量，适当使用止血药。

3. 患者有大量便血，并出现头昏、乏力、心悸、恶心、晕厥、肢体冷感、面色苍白、心跳加快、血压降低、口唇发绀、呼吸急促、意识模糊、尿量减少等情况，需立刻拨打120急救电话，送医院进行急救。

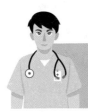

第七章 心血管系统疾病和泌尿系统疾病的急救

什么是高血压和高血压急症

高血压是以血压增高为主要临床表现的常见病、多发病。我国的高血压患病率逐年递增，是严重影响老年人生活质量的疾病之一。超重和肥胖、饮酒、吸烟、高盐饮食、遗传等因素是高血压发病的高危因素。

高血压病程缓慢，早期可以没有任何症状，很多患者都是在单位体检或治疗其他疾病时才发现有血压升高症状。高血压的主要临床表现为血压升高，但由于血压受到季节、情绪、环境等因素影响，所以在测量血压时应考虑这些因素。高血压的其他症状包括头痛、头晕、失眠、视力模糊、肢体麻木等。老年高血压患者常合并高脂血症、

糖尿病等其他老年常见疾病。

由于高血压患者一般病史较长、并发症较多且容易出现突发情况，因此建议家中应常备听诊器、血压计、常用降压药和硝酸甘油等心血管疾病的急救用品，有条件的家庭还可添置氧气瓶以备急救之需。

在一些诱因存在时，可能造成患者血压骤然升高，从而引发高血压急症。高血压急症包括恶性高血压、高血压危象、高血压脑病等，共同表现为血压在短时间内急剧升高并伴有一些器官的功能损伤。

恶性高血压指血压急剧升高，舒张压大于 130 毫米汞柱，并且出现肾功能受损。高血压危象是指血压急剧升高，伴随剧烈

头痛、烦躁，伴有恶心、胸闷、视力障碍等情况。高血压脑病是指血压在增高的同时出现头痛、呕吐、谵妄、昏迷等中枢神经系统受损的表现。高血压急症的病情进展快，若不及时降压，容易导致较为严重的后果，甚至危及生命。

治疗高血压的最主要目的是将血压控制在正常或接近正常水平，尽可能降低心血管系统并发症和对脏器的损伤。保持健康的生活方式和心态，能够有效降低高血压的发病率并延长寿命。

高血压患者的急救措施

难以通过饮食、心理调节将血压降到正常的老年人，应在医生的指导下选择、服用降压药治疗。若出现高血压急症，则需进行以下紧急处理和救护：

1. 患者应卧床休息，并保持房间安静。若患者有恶心、呕吐，平卧时应将头侧向一边，以免呕吐物吸入呼吸道，引起窒息。

2. 服用降压药降低血压。服药原则应根据患者既往服药经验和家庭备药种类进行选择。

3. 随时监测血压。血压不宜降到太低，以免引起心、脑、肾等重要脏器供血不足。

4. 有条件的家庭可以给患者吸氧。

5. 若经急救，患者症状仍未缓解或血压无法降到正常水平，应及时转送医院抢救。

6. 分析诱因，避免复发。

什么是心肌炎

心肌炎是指由于感染、过敏、理化因素等原因引起心肌本身的炎症性病变。心肌炎可发生于各年龄人群，以青壮年发病较多，其症状也因心肌损害程度不同而存在非常大的差异。轻症患者无任何症状，而重症患者可发生心力衰竭、心源性休克，甚至猝死。大部分患者经治疗可痊愈，有些患者在急性期之后发展为扩张型心肌病改变，可反复发生心力衰竭。

病毒性心肌炎患者有哪些临床表现

由于病变累及范围和自身免疫力差异等原因，病毒性心肌炎患者的症状表现相差悬殊，有的患者可能没有任何自觉症状，有的患者则可能引起心源性猝死。

一半以上的患者在发病前有病毒感染的一系列症状，常见的是"感冒"症状，如发热、全身疲倦等；也可以出现一些胃肠道症状，如恶心、呕吐等。随着病情进展，患者开始逐渐出现心肌受累的表现，如胸闷、呼吸困难等。病情严重的患者会出现心律失常、充血性心力衰竭的表现，如肝脏肿大等。重症患者还可能出现心源性休克。

由于病毒性心肌炎患者的病程较长，加上许多患者由于症状轻微或自觉身体健康，对疾病没有足够重视，因此很难坚持完成正规的治疗疗程，导致疾病迁延不愈。每当身体免疫力低下或再次受到病毒等致病因素侵袭时，患者的心脏将反复受到损伤，久而久之，心肌将发生不可逆转的病理性改变。

病毒性心肌炎患者的家庭急救措施

1. 提高对本病的认识与警惕。在病毒感染之后，如患者出现乏力、憋气、面色苍白等症状，要考虑到有发生病毒性心肌炎的可能，应及时到医院就诊。

2. 卧床休息。确诊为病毒性心肌炎后，患者应立即卧床休息，避免体力消耗，直到症状完全消失。充分休息对病毒性心肌炎患者非常重要，有助于改善心功能。过早恢复体力劳动会推迟身体恢复的时间，甚至使病情加重。

心肌病的分类

据统计，在住院患者中，心肌病患者人数有上升趋势。在老年人中，心肌病的发病率也日益提高。

根据心肌病发病原因和病理特点，目前将心肌病分为扩张型心肌病、肥厚型心肌病、限制型心肌病、致心律失常型右室心肌病四种类型。

心肌病患者的临床表现

1. 扩张型心肌病。本病起病缓慢，患者初期虽然有心脏扩大，但心脏功能能够代偿，所以没有明显症状。随着病情发展，患者数年后才逐渐出现心力衰竭的表现，如出现疲劳、乏力、气急、活动后心悸、气促等左心功能衰竭的表现。患者晚期还可以出现下肢浮肿、肝脏肿大等右心功能衰竭的表现，常常合并各种心律失常。

2. 肥厚型心肌病。部分患者可能没有明显症状，直到猝死后才发现。肥厚型心肌病患者的临床表现多种多样，常见症状为气促，部分患者有心绞痛样胸痛。到了疾病后期，患者则出现充血性心力衰竭的表现。

3. 限制型心肌病。本病起病缓慢，患者早期以发热、全身倦怠为主要表现，逐渐出现气促、呼吸困难、下肢水肿、肝脏肿大等心力衰竭的表现。

4. 致心律失常型右室心肌病。反复发作的心律失常、右心扩大容易导致年轻患者猝死。

心肌病患者的家庭处理措施

1. 患者应及时到医院就诊，在医生指导下进行正规治疗。

2. 患者出现心力衰竭表现时，应卧床休息，避免体力活动、剧烈运动、憋气和情绪激动等，以降低心率和发生猝死的可能性。

3. 较严重的心力衰竭患者应取半卧位，双腿下垂以减少静脉回流，以免加重心脏负担。

4. 应低盐饮食，限制钠盐的摄入量。如果患者服用促进排钠的利尿剂，则不用刻意限制钠盐的摄入量，以免造成低钠血症。

为什么会发生心悸

心悸是由心跳过快、过慢或心律不齐引起的。健康人常因情绪波动、精神紧张、受到惊吓、体育锻炼、重体力劳动、大量吸烟、过量饮酒、喝浓茶等发生心悸。引起病理性心悸的原因有心血管疾病、甲状腺功能亢进、发热、严重贫血、急性出血等。另外，神经衰弱患者也会出现心悸。对伴有明显胸闷、胸痛、憋气、大汗、昏迷等情况的患者应立即送医院就诊。经非药物治疗后仍无明显好转的患者，也应在医生指导下用药。

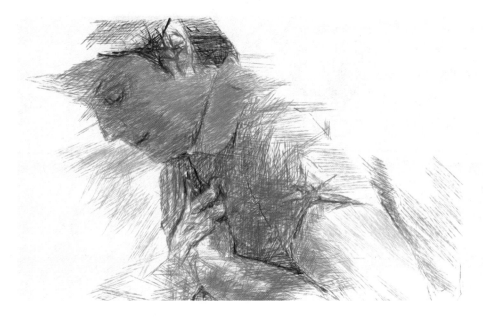

什么是血尿

血尿是指尿中红细胞异常增多，尿液呈血样或淡红色（洗肉水样），甚至有血凝块。常见病因有尿路感染、结石、肿瘤、损伤，血尿可能是严重病变的首发症状，应予以重视。

血尿患者的家庭处理措施

1. 血尿病因复杂，有时病情很严重，应尽早去医院检查确诊，对症治疗。

2. 患者应卧床休息，尽量减少剧烈活动。

3. 泌尿系统结石常可引起剧烈腰痛、腹痛，大量饮水可以减少尿中盐类结晶，并使药物和结石排泄加快。

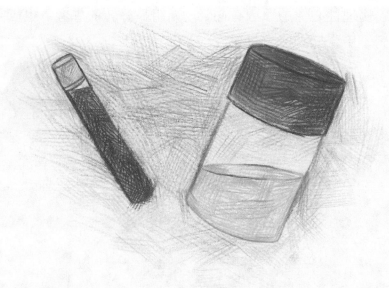

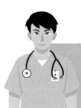

第八章　代谢与内分泌系统疾病和神经系统疾病的急救

什么是糖尿病

　　糖尿病是由于胰岛素分泌缺陷或胰岛素功能障碍引起的以血糖水平增高为主要表现的代谢性疾病。糖尿病可以引起全身多种器官损害，例如眼睛、肾脏、神经、心脏等，病情严重时可以引起全身代谢紊乱。

　　目前，糖尿病已成为一种全球性流行病。在我国，老年糖尿病患者逐年增多。

　　目前糖尿病尚无法根治，因此治疗目标是控制血糖水平，阻止或延缓并发症的发生与发展，提高生活质量。

糖尿病患者的家庭治疗措施

　　1. 健康饮食是控制血糖的有效方法。由于老年人口味和饮食习惯很难改变，因此不宜做大改变，在原有基础上进行食物调整即可。

　　2. 结合老年人自身体力和体质情况进行适当运动，可以减轻体重、减少脂肪，有助于降低血糖，并增强自身免疫力。散步、打太极拳等都是很好的锻炼方法，但运动不要过量，否则会造成心脏负担。

　　3. 在医生指导下，可通过口

服降糖药或胰岛素治疗，有效控制血糖。糖尿病患者应自备血糖仪，随时监测血糖水平。

4. 患者出现糖尿病酮症酸中毒、高血糖高渗状态等危重并发症后，应立即拨打120急救电话。

糖尿病有哪些并发症

糖尿病并发症种类很多，包括感染、糖尿病性心脏病、糖尿病性高血压、糖尿病肾病、糖尿病性视网膜病变、糖尿病足等，还可能出现糖尿病高渗性昏迷、糖尿病酮症酸中毒等危重并发症。

什么是低血糖

低血糖是指由于各种原因引起血糖下降至正常值以下导致的临床综合征。糖尿病患者出现低血糖，多是因为降糖药与胰岛素使用不当或者体力活动后控制饮食过度引起的。低血糖如果未能及时治疗可引起严重后果。建议患者家中应备有快速血糖仪和含糖食物，单独外出时随身携带医疗急救卡和糖果、开水及饼干等食物，以便应急。

低血糖患者发作时有饥饿感，会出现乏力、四肢麻木、面色苍白、头晕、胸闷、心慌等情况。由于老年糖尿病患者病程较长，加上体质较差，出现低血糖时往往以抽搐、昏迷等中枢神经系统症状为主，容易与脑血管疾病混淆。因此，老年糖尿病患者如果出现不明原因的意识障碍，应首先考虑低血糖昏迷的可能。

低血糖患者的家庭急救措施

1. 用快速血糖仪检测血糖浓度。

2. 患者应卧床休息，迅速补充葡萄糖。能进食者应立即食用含糖较高的食物，如葡萄糖水、糖果、饼干、果汁等。如果患者进食含糖食物后病情没有好转，应迅速送往医院治疗。

3. 重症患者进食时应注意防止食物吸入气管而引起吸入性肺炎或肺不张。

4. 如果患者出现昏迷，应使患者平卧，头侧向一边，清除呕吐物，保持呼吸道通畅，并及时拨打120急救电话或现场急救后迅速转送医院治疗。

为什么需要预防和治疗痛风

高尿酸血症是嘌呤代谢障碍致使体内尿酸堆积导致的代谢性疾病。高尿酸血症患者从血尿酸增高到出现痛风症状的时间可以长达数十年，有的甚至终身都不出现症状。但随着年龄增长，出现痛风的概率也明显增加。

痛风虽然并不直接威胁患者生命，但严重影响生活质量，一旦出现肾功能损害，还会出现较为严重的后果，因此需要积极地进行预防和治疗。治疗痛风的主要目的是控制尿酸水平、预防尿酸盐沉积、防止形成尿酸结石。

什么是脑出血

脑出血通常分为外伤性和非外伤性原因引起的脑实质内出血。临床上特指各种非外伤性原因引起的脑出血。

脑出血是死亡率较高的疾病之一，好发年龄为50～70岁，急性期病死率为30％～40％，严重威胁老年人身心健康。

脑出血起病突然，起病前多无明显先兆或预感。在情绪激动、用力排便等状态下容易发病，患者突发一侧肢体麻木、无力或瘫痪，以及意识模糊或丧失，往往会出现毫无防备的跌倒或手中物品突然掉地。严重者可出现全身大汗淋漓、体温升高、血压急剧升高、呼吸紊乱，常伴有口角歪斜、语言模糊、流口水、头疼、呕吐、大小便失禁等表现。

脑出血患者的急救措施

1. 将患者就地平卧，头部抬高15°～30°，头偏向一侧，以防呕吐物吸入气管而堵塞呼吸道，造成窒息。如果患者倒在厕所、浴池等狭小场所，应尽快转移到宽敞之处。具体做法因地制宜，只要不震动头部，保持头部水平位搬运即可。

2. 如果患者意识清醒，应尽量安慰患者，使其情绪平稳，不要过于躁动。患者有抽搐时，可用两根竹筷缠上软布塞入其上下齿之间，以防舌头被咬伤。

3. 保持呼吸道通畅，防止患者舌根后坠而阻塞呼吸道，引起窒息。若患者昏迷，并出现强烈鼾声，则说明舌根后坠堵塞气道，可使患者头部后仰以打开气道，尽快清理其口腔的污物并进行人工呼吸。

4. 避免患者情绪激动和血压升高，备有氧气瓶的家庭可以给患者吸氧。

5. 体温升高的患者，可用冷毛巾覆盖其头部或用酒精擦拭其身体等方法降温。

6. 减少搬动，尽快拨打120急救电话或送医院急救。送医时患者宜平卧，保持头后仰并偏向一侧。

什么是脑梗死

脑梗死是脑部血液循环受阻导致脑组织缺血坏死，从而引起的疾病，主要病因为脑血栓形成和脑栓塞。

脑梗死的发病率和死亡率与年龄有密切关系，75 岁以上老年人的发病率是 45 ～ 54 岁成人的 5 ～ 8 倍。男性发病率高于女性。

脑血栓引起的脑梗死多为缓慢发病，常有头晕、头痛、肢体麻木无力、视物模糊等先兆症状。其病情逐渐加重，2 ～ 3 天达到高峰。多数患者在睡眠或安静状态下发病，患者通常意识清醒，呼吸、脉搏平稳，表现为单瘫、偏瘫、失语、偏盲等。

脑栓塞引起的脑梗死起病急骤，大多数患者没有明显诱因，也没有先兆症状。患者发病后多有不同程度的意识障碍。

脑梗死的急救措施

脑梗死的家庭急救目的是为了稳定病情，防止病情恶化。应尽快拨打 120 急救电话，寻求专业医务人员的帮助，为疾病治疗争取宝贵的时间。脑梗死的溶栓治疗需要在发病后 6 小时以内进行，才能取得良好效果。

面对脑梗死患者，家庭急救措施如下：

1. 患者应平卧位休息，头稍微向后仰，以保障脑部血流灌注。

2. 确保患者呼吸道通畅。解开患者的衣服领口，在其颈部下面塞一小枕头，让头偏向一侧，及时清理其口腔内呕吐物，以免进入气管，引起窒息。备有氧气瓶或氧气袋的家庭可给予患者低流量吸氧。

3. 保持环境安静。家人应安抚患者的情绪，避免其情绪激动，同时密切监测患者的体温、血压、血糖等指标。

4. 将患者迅速送往医院治疗或等待急救医生到达处理。

什么是短暂性脑缺血发作

短暂性脑缺血发作是由于多种原因引起颈内动脉、椎动脉一过性缺血，以反复发作的短暂性失语、瘫痪或感觉障碍为特点，每次发作持续数分钟，通常在60分钟内完全恢复。此病好发于50～70岁男性。如果出现反复发作，也可能是脑血栓形成的前兆，应提高警惕。

短暂性脑缺血发作患者的家庭急救措施

1. 将患者及时送往医院检查和治疗。

2. 患者应绝对卧床休息，保持环境安静，避免刺激。

3. 给患者适当补充营养和水分，应给予易消化吸收的流质、半流质食物。

4. 发作后2～3天内，家人注意照顾患者起居，大小便应有人搀扶。

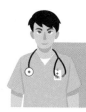

第九章 生活意外事件的急救和自救（上）

如何预防窒息

1. 进食时应避免玩耍或哭笑。

2. 长期卧床的慢性病患者及吞咽困难者进食要细嚼慢咽，避免进食汤圆等黏性强的食物。

3. 呕吐及咯血患者应取侧卧位，让呕吐物及血性液体流出，不要朝上呕吐或强吞下，这样都极易造成窒息。

抽搐患者的急救措施

1. 如果患者是第一次抽搐，并且1小时内发作次数在一次以上或发作时间持续数分钟以上，应拨打120急救电话。

2. 如果患者感觉将要抽搐或者开始失去平衡，应立即平卧在地上。

3. 将患者平卧于空气流通处，头偏向一侧，同时松开患者身上衣服。

4. 迅速清除患者口鼻咽分泌物与呕吐物，以保证呼吸道通畅，并防止舌根后坠。

5. 防止患者在剧烈抽搐时与周围硬物碰撞致伤，但绝不可用强力压住抽搐的肢体，以免引起骨折。

6. 抽搐停止后，先帮患者调整至侧卧位，再检查患者的气道、呼吸等情况。如果患者没有呼吸或心跳，应开始心肺复苏。

7. 一旦患者发生全身性抽搐，施救者应马上拨打120急救电话，一般抽搐不会立即危及生命，所以要保持镇定，不必过分惊慌。

瘫痪患者的家庭急救措施

1. 任何原因引起的瘫痪都应尽早就医，以尽快挽救患者的生命和神经功能，减轻后遗症。

2. 外伤者若怀疑为脊椎损伤时，应该就地固定，并用木板床搬运，施救者在搬动伤者时要注意确保患者的脊椎处于中立位，避免扭曲和旋转。

3. 当瘫痪患者失去意识或倒地，施救者不能抱住患者又摇又喊，反复摇晃只会加重病情。此时的抢救仍应尽可能避免将其搬动。如患者坐在地上尚未倒伏，可上前将其扶住。若患者已完全倒地，可将其缓缓拨正到仰卧位，同时小心地将其头偏向一侧，以防呕吐物进入气管，造成窒息。

4. 解开患者衣领、取出口中活动义齿，以使其呼吸通畅。若患者鼾声明显，提示其气道被下坠的舌根堵住，此时应抬起患者下颌，使其呈仰头姿势，同时用毛巾随时擦去患者的呕吐物。

5. 无论瘫痪患者是否清醒，施救者在现场急救的同时，都应尽快拨打120急救电话。

高热患者的家庭急救措施

1. 退热治疗首选物理降温，物理降温有冷敷法、冰袋法、擦浴法。根据患者病情和身体耐受情况，使用温水、冷水、冰水在高热患者的前额、颈枕部、腋下、大腿根部冷敷或擦浴。

2. 物理降温无效时可以进行药物退热。

3. 高热患者应卧床休息，在体温降低后要多喝水，多饮水可以促进排泄，辅助退热和防止虚脱，纠正电解质紊乱。

4. 怕冷的高热患者应注意保暖。

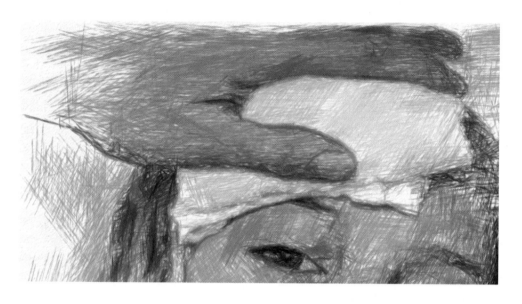

肩扭伤患者的处理措施

1. 肩关节扭伤后，患者若疼痛明显、关节活动困难，并伴有肩关节外侧压痛，应及时去附近医院就诊。

2. 急性损伤者应卧床休息，把肩关节垫高，手臂略向外伸。下床活动时可佩戴肩关节悬吊带，限制肩关节和上臂活动。

3. 肩部冰敷 15～20 分钟，每天 3 次，持续 1～2 天，有助于减轻患者肩部疼痛和肿胀。需要提醒的是，应用毛巾包裹冰块或冰袋后敷在患者肩部。

4. 肩扭伤治疗不当或治疗不彻底，可遗留肩关节粘连、疼痛及活动受限。急性期过后，可在家人协助下进行被动的肩关节功能锻炼，以不引起肩关节疼痛为度，逐渐加大活动范围，防止肩关节粘连和僵硬。

胸部外伤患者的紧急处理措施

1. 患者无休克时置于坐位，有休克时置于半卧位。

2. 家中备有氧气时，应给予患者吸氧。

3. 胸壁有开放伤时，施救者应先用敷料覆盖其伤口，再用三角巾进行胸部包扎。

4. 胸腔内有心、肺及大血管，如果患者伤势较重，应尽早拨打120急救电话或去医院治疗。

5. 当患者胸部有异物刺入时，不能立即拔出，应用柔软的布料或纸巾包扎异物，使其不能再移动，防止继发损伤。简单包扎后，应及时将患者送医院处理

腹部外伤患者的主要表现

1. 大多数腹痛是持续性疼痛，轻重可不等。当有内脏破裂时，腹内容物对腹膜有强烈刺激，可引起剧烈腹痛。

2. 呕吐的内容物含有血液时为胃损伤。

3. 外伤早期，腹部压痛和肌紧张仅限于伤部，随着腹内液体扩散、蔓延，压痛或肌紧张可波及全腹部。

4. 钝器伤时，腹部皮肤有青紫伤痕；锐器伤时，腹部皮肤有裂口并出血；火器伤时，腹部有进口或出口两处伤口。

5. 泌尿系统损伤时，腰部有叩击痛，严重时会出现休克症状。

腹部外伤患者的紧急处理措施

1. 置患者于卧位，双下肢屈曲，使其腹肌放松。

2. 患者有出血性休克症状时应进行抗休克急救，有开放伤出

血时应加压包扎止血。

　　3. 如果患者伤势较重，应

尽早拨打 120 急救电话或去医院治疗。

腹部外伤患者的注意事项

　　1. 腹部的内在器官最多，分实质性和空管性两类。受强力钝器伤时，实质性脏器如脾、肝、肾容易破裂，从而引起内出血。若裂口较小，出血可能较慢，当

时不一定能发现，所以腹部外伤要考虑有内脏破裂的可能，有休克症状时尤其要注意。

　　2. 当腹部有异物刺入时，不能立即拔出，应包扎异物，使其

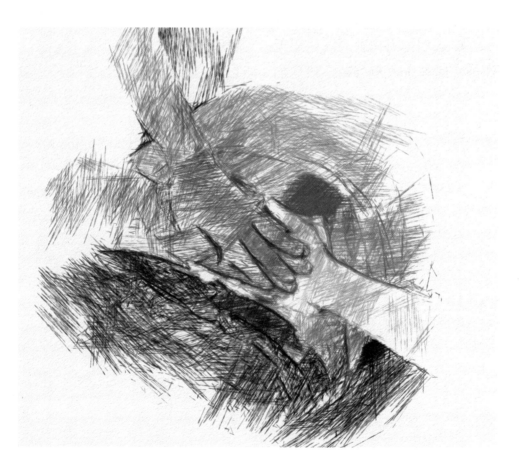

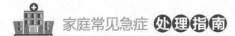

不能再移动，防止搬动时继发损伤。经简单包扎后，应及时将患者送医院处理。

3. 腹部损伤时要检查患者尿液，若有血尿，要考虑泌尿系统损伤的可能。

会阴部外伤患者的处理措施

大多是由于高处坠落、踢打、车祸以及性暴力引起会阴部裂伤、出血等情况。

面对会阴部外伤患者，家庭紧急处理措施如下：

1. 会阴部有出血时，先用无菌纱布局部压迫数分钟，然后加压包扎止血。

2. 女性有外阴、皮下血肿时，可以局部冷敷止痛。

3. 会阴部外伤伴有骨盆骨折的患者应避免活动，并尽快去医院就诊。

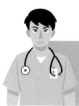

第十章　生活意外事件的急救和自救（下）

什么是呼吸道异物梗阻

当异物如糖果、药片、花生仁、西瓜子、米粒、葡萄籽等进入呼吸道时，就会造成呼吸道异物梗阻。通常，呼吸道异物梗阻由某种疾病（如脑血管病后遗症等）或不良进食习惯引起的。不良的进食习惯引起的呼吸道梗阻最常见。例如，吃饭时说笑、小孩边跑边吃东西，都可能造成呼吸道异物梗阻。

呼吸道部分梗阻危害较小，呼吸道完全梗阻则危及生命。因此，发生呼吸道异物梗阻时必须尽快采取果断、正确的急救措施。

呼吸道异物梗阻患者的常见表现

1. 轻度呼吸道异物梗阻患者有良好的通气功能，能够有力地咳嗽，咳嗽时可有哮鸣音。

2. 重度呼吸道异物梗阻患者没有良好的通气功能，有些患者甚至没有咳嗽。

3. 重度呼吸道异物梗阻患者会出现呼吸困难、喘息、面色与唇色青紫、无法说话（婴幼儿哭不出来）等情况。

呼吸道异物梗阻患者的家庭急救措施

1. 如果患者可以呼吸，能说话、咳嗽，应尽量让其咳嗽。如果咳嗽不能将异物排出，可采用弯腰拍背法协助患者将异物排出。需要提醒的是，施救者不要在患者还没有弯腰时就用手拍打患者背部。

2. 如果患者不能说话、咳嗽，且呼吸困难，但意识清醒，可使用以下几种方法急救：①弯腰拍背法。施救者站在患者一侧，让患者取站立位，尽量弯腰，施救者用手拍击患者背部。需要说明的是，8 岁以上儿童也可采用此法急救。②立位上腹部冲击法。患者取立位，施救者站在患者身后，一腿在前，插入患者两腿之间呈弓步，另一腿向后伸直；双臂环抱患者腰腹部，一只手握拳，拳眼置于患者脐上两横指的上腹部，另一只手固定拳头，快速、用力地向患者上腹部的后上方冲击，直至气道内异物排出。如果此时异物仍未排出，并且患者陷入意识丧失状态，则立刻采取卧位上腹部冲击法。

3. 如果患者为成年人，并且发生呼吸道异物梗阻时身边无人相救，必须尽快在意识尚清醒时，采用腹部手拳冲击法进行自救：患者一只手握拳，置于自己上腹部（位于脐上两横指处），另一只手紧握拳，用力向内、向上做 5 ～ 6 次快速连续冲击，直至异物排出。

4. 如果患者已经丧失意识，施救者应采用胸部冲击法急救：患者取仰卧位，施救者骑跨在患者双腿两侧，一只手掌根放于患者脐上两横指处，另一只手掌重叠其上，连续、快速、有力地向患者后上方冲击，并注意检查口腔内是否有异物，如有异物，应立即取出。

以上诸法，都是现场急救中行之有效的。如无法顺利排出异物，应尽早拨打 120 急救电话，并继续进行上述方法施救，直到专业医生到来。切勿盲目用手指抠除喉中异物，这样做可能会把异物推入呼吸道，从而造成进一步的梗阻和损伤。

细小柔软物体入眼的处理措施

1. 千万不要揉眼睛，许多异物表面不光滑，揉眼睛会加重异物对眼球的损伤。

2. 闭眼或眨眼数次，让异物随眼泪一起流出。

3. 可在干净的盆中加满水，将脸浸入水中，并在水中眨眼。

4. 可让患者眼睛向下看，然后用食指、拇指捏住其上眼睑向上翻，如果发现眼睑及眼球上的异物，用棉签等清除即可。

5. 如果异物刺伤眼睛，可用干净的纱布或手帕遮盖眼睛，将患者送往医院救治。

生石灰入眼的处理措施

1. 如果生石灰溅入眼内，千万不要用手揉，更不要直接用水冲洗。因为生石灰遇水会生成碱性的熟石灰，同时产生热量，会灼伤眼睛。

2. 用棉签或干净的手绢一角将生石灰拨出，然后再用清水反复冲洗至少 15 分钟，冲洗后还应去医院检查和治疗。

化学物品入眼的处理措施

1. 硫酸、烧碱等具有强烈腐蚀性的化学物品进入眼内，易对眼内组织造成严重损伤。现场急救时对眼睛进行及时、规范地冲洗是避免失明的首要保证。

2. 事故发生时，要立即就近寻找清水，冲洗受伤的眼睛，越快越好。

此刻对于选用的水质不必过分苛求，现场有什么水就用什么水，如凉开水、井水、自来水、河水，绝不能因为寻找干净水而耽误时间。

3. 就近先取一盆水，让患者立即将脸浸入水中，一边做睁眼、闭眼运动，一边用手指开合上下眼睑，同时转动眼球，使眼中的化学物品充分与水接触而稀释，此时施救者可再取来一盆水，以便更换清洗。

4. 冲洗眼睛的用水量要足够，绝不可因冲洗时感觉难受而放弃。伤眼冲洗完毕后，还应立即接受眼科医生的检查与处理。

铁屑类物品入眼的处理措施

如果铁屑等异物嵌入眼组织难以取出，不要勉强擦拭，否则会损伤眼组织。尤其是嵌入眼角膜上的异物，绝不可盲目地自行剔除，应立即去医院接受眼科医生的治疗。

鼻腔异物的处理措施

通常鼻腔异物多发生于2～4岁的儿童。需要提醒的是，如果异物经后鼻腔掉进喉咙、气管，就会梗阻气管造成窒息。注意不要用手、镊子等夹取异物，以免异物越陷越深，难以取出，也很容易造成孩子鼻腔黏膜损伤。

鼻腔异物的急救处理措施如下：

1. 发现孩子鼻腔内有异物时，切勿紧张急躁，更不能训斥孩子，以免孩子惊慌哭闹而将异物吸入呼吸道，造成更严重的后果。

2. 如果异物部分暴露于鼻外，可直接取出。

3. 大人可用手按住孩子无异物一侧鼻翼，然后让孩子将嘴闭上，用力擤出异物，可重复2～3次。如果仍不能擤出异物，应设法劝阻孩子停止哭闹，改用口呼吸，并迅速将孩子送医院治疗。

耳道异物的处理措施

人的耳道结构复杂，耳道异物可引起耳部疼痛、听力障碍，甚至会损伤鼓膜而出血。

耳道异物的家庭处理措施如下：

1. 部分昆虫有趋光性，当飞虫等进入耳道，可在黑暗处将耳朵向后拉，用手电筒照射耳道，昆虫受到光的引导会爬出。也可以在耳道内滴入温热的橄榄油，以隔绝空气，使昆虫窒息而死，然后将耳朵朝下，让昆虫随油液流出。

2. 当硬性物体进入耳道时，将有异物一侧的耳朵向下，并向后方牵拉，同时轻拍头的另一侧，让异物自行滑出。

3. 由于水有一定的张力，进入耳道后不易自动流出。可将进水的耳朵朝下，单脚跳跃，使水流出。水无法流出时，可用干净的细棉签轻轻探入外耳道，把水吸出即可。

4. 如果以上方法无效，应及时到医院就诊。需要注意的是，不可擅自用镊子、掏耳器挖取异物，以免损伤耳道。

鼻出血的处理措施

鼻出血在日常生活中较为常见。鼻出血的原因很多，可以由鼻腔本身的原因引起，如鼻黏膜干燥、鼻部受伤、鼻腔肿瘤等；也可由全身性疾病引起，如血液病、高血压等。其中最多见的为鼻黏膜干燥导致鼻腔血管破裂而引起出血。鼻出血的症状有轻有重，不可忽视。

鼻出血的家庭紧急处理措施如下：

1. 少量的鼻出血。少量的鼻

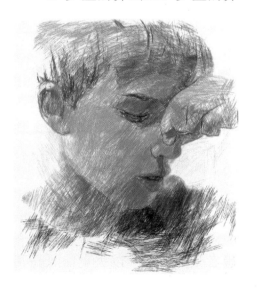

出血常为鼻涕中带血或点状滴血。发生鼻出血时，先让患者身体前倾，低头、张口呼吸，再用拇指和食指捏住双侧鼻翼，向后上方压迫5～10分钟，大部分患者通过此方法能简单地止血。

另外，采用冷敷的方法能够引起有关血管反射性收缩，加快止血。方法是用浸湿冷水的毛巾或冰袋放在患者前额鼻根部及颈后部位，但时间不宜过长，3～5分钟换一次，以免引起头部不适。按照以上做法操作，一般数分钟后可止住鼻出血。

2. 大量的鼻出血。大量的鼻出血呈流水状，不易控制。如果按照上述做法操作后仍然无法止住鼻出血，并且出血量多或出血不止，则需要将患者迅速送到医院就诊或拨打120急救电话。

需要注意的是，鼻出血患者采用仰头捏鼻与纸巾堵塞出血鼻孔的方法都是错误的。

仰头时血液会被吞咽下去，刺激胃肠道而引起恶心、呕吐等，甚至会使血液误入气道而造成窒息。

纸巾填塞的压力有限，不易达到止血的效果，且纸巾未经消毒，容易引发感染。

鱼刺卡喉的处理措施

喜欢吃鱼的人几乎都有被鱼刺卡喉的经历，如果处理不好，也会有生命危险。民间有喝醋、吃馒头、吞饭等办法来解决鱼刺卡喉问题，但这些办法不但没有效果，还可能引发严重后果。

鱼刺卡喉的处理措施如下：

1. 如果感觉局部疼痛，可令患者张大口腔，以手电筒照亮其咽部，用小勺将舌头压低，即可看清咽部的全部情况。仔细查看患者舌根部、扁桃体及咽后壁，如果发现鱼刺，用镊子夹出即可。如果患者恶心加剧，应让其做哈气动作，以配合取出异物。

2. 如果看不到鱼刺，应及时去医院处理。

中暑的急救措施

1. 迅速将患者搬移至阴凉、通风处。

2. 让患者坐下或躺下，平卧时可以用枕头等物品将头部和肩部垫高。同时，解开患者的衣领、裤带，以利于呼吸和散热。

3. 迅速降低患者的体温。可用冷水或稀释至40％的酒精擦身，或用冷水淋湿的毛巾置于患者颈部、腋窝和大腿根部腹股沟处等大血管部位，帮助患者散热。

4. 用扇子或电风扇帮助散热，但不可直接对着患者身体吹。

5. 服用藿香正气水等解暑药缓解症状。如果没有解暑药，也可以服用含盐的清凉饮料、茶水、绿豆汤等，以补充身体因大量出汗而失去的盐和水分。

6. 如果患者昏迷不醒，可用大拇指掐患者的人中穴、内关穴及合谷穴等，促使其苏醒。

7. 对于高热不退或出现痉挛等症状的患者，在积极进行上述处理办法的同时，要注意其呼吸和脉搏情况，并尽快拨打120急救电话或送往医院抢救。

中暑的预防措施

1. 烈日不外出。夏天尽量不要选择上午11点至下午3点出门，须知这个时间段是日光最强烈的时段，中暑的可能性也是平时的几倍。如果一定要外出，须做好防护准备，如打遮阳伞、戴遮阳帽、擦防晒霜，衣服材质应选棉、麻、丝类，有助于吸汗散热。

2. 正确喝水。专家指出，夏天不要等到口渴时再喝水，因为口渴就表明身体已缺水了。为了保证人体不出现缺水状况，应养成经常喝水的好习惯。如果出汗较多，也可适量饮用淡盐水，补充人体因出汗而失去的盐分。

3. 用凉水冲手腕。每隔几小时用自来水冲手腕5秒，因为手腕是动脉血流过的地方，这样做可降低血液温度。

4. 保证充足的睡眠。夏季日长夜短，气温较高，人体正处于新陈代谢旺盛的时期，消耗较大，极易产生疲劳感。合理而有效的睡眠可使人体各系统都得到放松，可预防中暑。

5. 补充维生素。适量吃一些新鲜的蔬菜和水果，如西红柿、黄瓜、西瓜、桃子等，可补充水分和维生素。

触电的急救措施

触电是指一定量的电流通过人体，导致全身性或局部性损伤与功能障碍。

触电的急救处理措施如下：

1. 立即使触电者脱离电源。可采用下列方法使触电者脱离电源：①如果触电位置距离电源开关或电源插销较近，可立即拉电闸或拔出插销，以断开电源。②如果触电位置距离电源开关或电源插销较远，可用带有绝缘柄的电工钳或带有干燥木柄的斧头切断电线，断开电源，或将干木板等绝缘物放在触电者身下，以隔绝电流。③当电线搭落在触电者身上或被压在其身下时，可用干燥的衣服、手套、绳索、木板、木棒等绝缘物作为工具，拉开触电者或电线，使触电者脱离电源。④如果触电者的衣服是干燥的，且没有紧缠在身上，施救者可以用一只手抓住触电者的衣服，将其拉离电源。因触电者的身体是带电的，其鞋的绝缘性能可能已被破坏，施救者不可接触触电者的皮肤和鞋。

2. 对已发生心跳停止的触电者，要争分夺秒，立即做心肺复苏，同时拨打120急救电话。

3. 即使触电者当时心跳、呼吸存在，意识清楚，但有头晕、心慌、面色苍白、全身无力等情况，也应拨打120急救电话，及时到医院观察，以防24～48小时内可能发生的包括心跳停止在内的迟发性反应。

　　需要特别提醒的是，对于断落的高压线，在拉闸断电前，禁止他人接近触电者或用绝缘物挑开电线，以防不测。

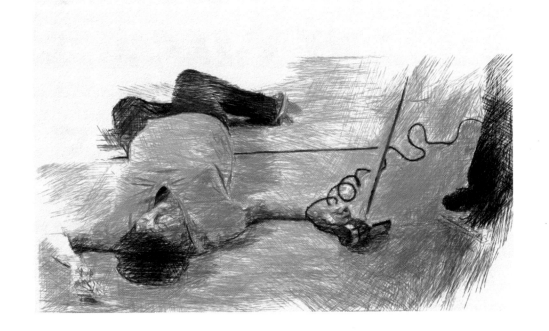

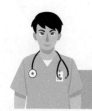

第十一章 外伤的急救

被铁钉扎伤怎么办

被铁钉扎伤以后，若伤口浅，首先将铁钉拔出，然后把伤口内的血挤出来，让伤口内带菌的污物随血排出，以减少伤口感染，再用干净的水冲洗，随后用碘酒或酒精进行局部消毒，最后用消毒纱布对伤口进行包扎。若伤口较深，特别是被锈铁钉刺伤，应立即彻底清创，先除去所有异物、污物和血迹，再用3%的双氧水或1:5000的高锰酸钾溶液反复冲洗伤口，然后涂擦碘酒。若刺伤物存留伤口内，可顺着刺入的方向将刺伤物拔出，拔时用力要均匀，不要左右晃动，以减少周围的组织损伤，然后用上述方法消毒。伤口处理完毕再到医院治疗。被铁钉扎伤者一定要在12小时内注射破伤风抗毒素，因为一旦染上破伤风，治疗是非常困难的。

头外伤怎么办

1. 头皮表层部分的损伤。处理时可剪去伤口周围的头发，先用肥皂水冲洗，再用生理盐水洗净创面，抹干后涂上紫药水，一般不用包扎。

2. 头皮裂伤多为锐利器械所

致。由于头皮血管非常丰富，且不易收缩，往往小伤口也会出很多血。可在血迹最多的部位分开头发，确定伤口后，在出血点一侧或伤口周围用手指或干净的纱布（或手帕）压迫止血，也可用云南白药、三七粉止血。经过以上简单处理后，应迅速将伤者送到医院进行伤口缝合处理。

3. 头皮撕脱伤多为暴力作用在头皮上所致。先用消毒纱布或干净的毛巾（或手帕）覆盖创面，加压包扎止血，再将撕脱的头皮连同头发用干净的纱布包好，及时与伤者一同送往医院处理。

眼部外伤怎么办

当眼睛发生外伤时，最怕发生细菌感染，一只眼睛感染会引起另一只眼睛感染，这叫交感性眼炎，非常危险。为了避免发生上述情况，即使微小的伤口，也必须尽快去医院诊治。需要提醒的是，一旦发生眼部挫伤，伤者在去医院的途中尽量不要让眼球转动。

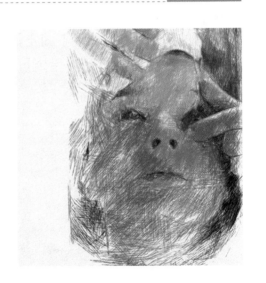

颈部外伤怎么办

1. 对于颈部大血管出血者，急救的重点是止血。大动脉出血时，应迅速压迫颈总动脉止血，可先用无菌纱布填塞止血，然后将健侧上肢举过头顶作为支架，施行单侧加压包扎法。

2. 对于大静脉损伤出血者，可暂用手指或绷带压迫止血。

3. 对于颈部外伤者，不宜在其颈部做环形加压包扎，以免压迫气管，引起呼吸困难；也不可压在静脉，以免影响回流而发生脑水肿。

4. 气管损伤时应及时清除异物，堵住伤口，并覆盖消毒纱布。

5. 应保持呼吸道通畅，若有血块堵塞呼吸道,应想方设法清除。

6. 对于颈部割伤、刺伤等开放性损伤者，应迅速送往医院救治。

四肢骨折怎么办

发生骨折后，施救者应迅速用木板固定患处，然后抓紧时间将患者送医院治疗。如果不固定，骨折部位移动，有可能损伤附近的神经和血管。需要提醒的是，发生骨折后，由于局部有内出血而发生肿胀，所以患处不应固定过紧。

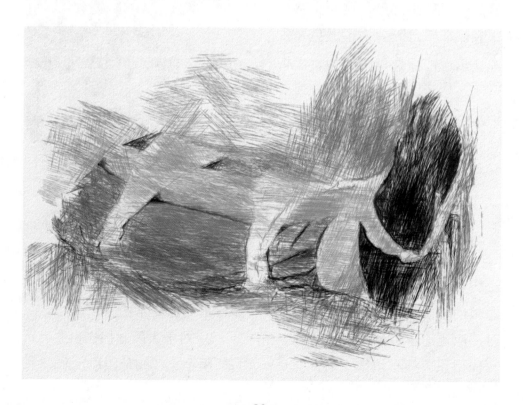

如何处理关节脱位

一旦发生关节脱位，应迅速就医。X线片可以给予明确诊断，并可判定有无合并骨折以及是否存在其他病理性改变。值得注意的是，在为伤者脱衣服时，应先脱健康一侧，再脱受伤一侧，穿衣服时则反之。治疗关节脱位以手法复位为主，应由有经验的专科医生进行复位。就医时间越早，复位越容易，效果越好。复位后，再将关节固定，使受伤的关节囊、韧带和肌肉得以修复愈合。固定时间一般为2～3周。固定期间，应在专科医生指导下进行运动。

如何处理关节扭伤

在日常生活中，关节扭伤后，很多人都会用热毛巾在受伤部位热敷，以为这样可以活血消肿，殊不知这样处理往往适得其反。因为扭伤会造成局部血管损伤出血，如果这时进行热敷及局部按摩，会使血管进一步扩张、组织进一步破坏，加重受伤部位的疼痛及肿胀。所以，关节扭伤后应限制关节活动，立即用冰袋冷敷，并加压包扎受伤肢体。因为冷敷可以使血管收缩，从而减少出血及局部肿胀。需要提醒的是，伤后24小时才能进行热敷和理疗，以加速局部血液循环，促进组织愈合。如果关节肿胀严重，应立即去医院治疗。

腰扭伤怎么办

1. 卧床休息。伤者应仰卧于硬板床上，床上垫一条厚被、腰下垫一个软枕，可减轻疼痛和放松肌肉。

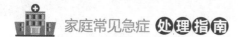
2. 扭伤当天不要热敷和推拿，以免局部血管扩张，加重水肿。扭伤 24 小时后，局部可用热敷治疗，以促进局部血液循环。

脚踝扭伤怎么办

1. 立即停止行走、运动或劳动，伤者取半卧位或卧位，并用枕头、被褥或衣物、背包等把足部垫高，以利血液回流，从而减轻肿胀和疼痛。

2. 立即用冰袋或冷水湿敷肿痛部位，这样可使受伤部位的血管收缩，以减少渗血或渗液，从而起到消肿、止痛的作用。

3. 扭伤后切忌立即按摩和热敷受伤部位。

4. 紧急处理后，可拨打 120 急救电话或把伤者送往医院救治。

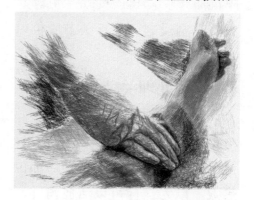

手割伤怎么办

日常生活中，手被割伤的情况经常发生，如果处理不当，会引起合并感染，从而造成严重后果。

手割伤的处理措施如下：

1. 如果手指伤口流血不止，可用健侧手的拇指、食指捏紧伤指两侧根部，也可用橡皮筋在伤指根部结扎止血。

2. 先用冷开水或生理盐水冲洗伤口，再用碘酒或 75% 的医用酒精消毒伤口，最后包扎伤口。

3. 如果伤口较大或很深，需要紧急送往医院治疗。

4. 如果手被生锈的锐器划伤，应去医院注射破伤风抗毒血清。

皮肤烧烫伤怎么办

皮肤烧烫伤在家庭中的发生率较高，而且多发生在儿童身上。

皮肤烧烫伤患者的急救处理措施如下：

1. 使患者脱离危险环境，消除致伤因素。

2. 立即对创面降温，用凉水冲洗创面半小时，至脱离冷水后患者疼痛感减轻为止。

3. 如果为轻度烧烫伤，可在创面冲洗降温，擦干后迅速涂抹烫伤软膏。不可在创面上涂抹牙膏、草木灰等物品，因为这些物品对伤口毫无益处，还容易引起感染，也不利于医生诊断。

4. 发生烧烫伤后，如果皮肤立即起水疱，勿将水疱挑破，以免发生感染。

5. 如果烧烫伤程度较重，可先在创面冲洗降温，然后用保鲜膜覆盖创面，再用干净的毛巾覆盖，并尽快将患者送到医院救治。

6. 发生烧烫伤后，如果患者的衣服和表皮粘连，可先用剪刀剪开衣服，然后慢慢脱掉，注意不可蹭破皮肤。

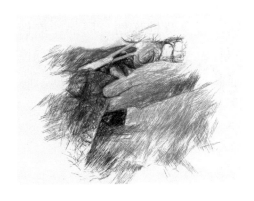

7. 烧烫伤患者容易口渴，可以让患者饮用少量淡盐水。

化学物质烧伤怎么办

化学物质烧伤要比单纯火焰烧伤、热水烫伤更为复杂和严重。

化学物质烧伤的急救措施

如下：

1. 强酸烧伤的急救方法。被强酸烧伤后，应立即用大量温水或清水反复冲洗皮肤上的强酸，冲洗得越早、越干净、越彻底越好。用水冲洗干净后，再用清洁纱布覆盖创面，然后将伤者送往医院处理。

2. 强碱烧伤的急救方法。被强碱烧伤后，应立即用大量清水反复冲洗，时间至少20分钟。也可用食醋来清洗，以中和皮肤上的碱液。需要提醒的是，如果是被生石灰烧伤，应先用手绢、毛巾擦净皮肤上的生石灰颗粒，再用水冲洗。不可先用水冲洗，因为生石灰遇水会发生化学反应。

冻伤有哪些表现

冻伤是由寒冷引起的人体损伤，有全身性冻伤、局部性冻伤两种。全身性冻伤表现为全身性症状，如神志、体温、脉搏、呼吸等生命体征变化。局部性冻伤表现为局部症状，通常是手、足、耳等身体暴露部位的症状。

全身性冻伤怎么办

1. 使患者尽快脱离寒冷环境，把患者搬到室内，脱去紧身衣服、鞋袜，盖上棉被。

2. 判断患者是否有心跳和呼吸，如果心跳、呼吸停止，应立即进行心肺复苏。

3. 如果有条件，可通过温水浸泡以恢复体温，水温控制在38～40℃。复温期间轻轻按摩患者身体，帮助其恢复体温和知觉。

4. 等患者意识清醒后，可适量吃一些高热量的流质食物。

局部性冻伤怎么办

1. 迅速离开低温现场和冰冻物体，如果衣服与人体冻结，应用温水融化后再脱衣服。

2. 将冻伤部位浸泡在 38～40℃ 的温水中，直到冻伤部位皮肤颜色恢复正常。

3. 如果是手冻伤，可以将手放在自己腋下，让冻伤部位慢慢恢复温暖。

4. 如果是耳、鼻冻伤，可用

棉垫捂住冻伤部位，直到皮肤颜色恢复正常。

5. 复温后，在冻伤部位涂上冻伤外用药膏。

需要注意的是，不可用火烤冻伤部位或将冻伤部位放在热水中，否则会导致局部组织坏死，加重损伤。

脊柱损伤怎么办

脊柱在全身骨骼中占重要地位，具有负重、运动、平衡肢体、支持和保护内脏及脊髓的功能。另外，脊柱损伤常与脊髓损伤并发，重者可造成瘫痪，甚至死亡。

脊柱损伤患者的急救处理措施如下：

1. 不要盲目移动患者。因为脊柱损伤后，会丧失对脊髓的保护功能，此时实施不正确的搬动，可能会损伤患者的脊髓神经，造成严重后果。

2. 立即拨打 120 急救电话。

3. 用双手保持患者头部和颈部不动，也可用衣物、毛毯等垫在患者颈、腰、膝、踝等部位，等待救援人员到来。

4. 如果现场环境危险，必须转移患者，要在专业人员的指挥下，几个人一起将患者整体（保持头、颈、躯干在一条直线上）放到平板上，充分固定后再搬运。

5. 对呼吸困难和昏迷者，要及时清理其口腔分泌物，以保持呼吸道通畅。

肢体断离怎么办

日常生活中，一旦发生手指、手掌、脚趾、脚掌、四肢等与身体完全断离，应立即采取以下急救措施：

1. 立即采取有效的止血措施，如压迫止血、结扎止血带等，达到满意的止血效果后，再包扎断肢的残端。

2. 保持断肢干燥，不可用水或酒精清洗、消毒、浸泡。

3. 先将断肢用毛巾包裹，然后放入塑料袋内，再把塑料袋封好。

4. 在另一个塑料袋内装入冰块（紧急情况下，可用冰棍、冰激凌等代替）。

5. 将装有断肢的塑料袋放入装有冰块的塑料袋内。

6. 在塑料袋上注明患者姓名和受伤时间。

7. 将患者连同断肢迅速送往医院。必要时，拨打120急救电话。

牙齿意外脱落怎么办

现实生活中难免会碰到由于运动、意外摔倒等原因引起的牙齿脱落。如果遇到这样的情况，应该如何处理呢？

1. 立即把牙齿捡起来。如果掉下来的牙齿污染了，可以就近用水轻轻冲洗，注意不要用手擦或者刷子刷，那样会损伤牙根表面组织，影响牙齿再植的效果。

2. 将牙齿浸泡在牛奶中。若无牛奶，可以将牙齿放在舌头底下。

3. 尽早到医院处理。需要提醒的是，牙齿再植成功与否，与牙齿脱落时间长短、局部有无炎症、牙齿损伤程度、患者年龄等因素有着密切关系。牙齿脱落时间越短越好，时间过长不利于牙齿再植。如果完全脱落的牙齿能在半小时内复位，长期存活的概率约为90％。脱落的牙齿在牙槽外多停留1分钟，就会相应减少再植成功的机会。在口腔外停留2个小时以上的患牙，复位后存活时间大为缩短。未完全脱落的牙齿，也必须在90分钟内复位固定，才能有效防止牙根损坏。

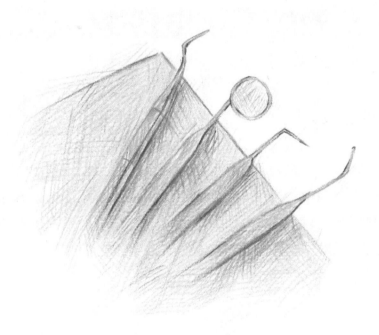

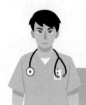

第十二章　中毒的急救

急性中毒的急救原则

急性中毒者病情急、损害严重，需要紧急处理。因此，急性中毒的急救原则应突出以下四个字，即"快""稳""准""动"。"快"即迅速，分秒必争；"稳"即沉着、镇静、胆大、果断；"准"即判断准确，不要采用错误方法急救；"动"即针对动态出现的症状，判断措施是否得当。

煤气中毒者会出现哪些症状

轻度煤气中毒者一般会出现头晕、头痛、眼花、耳鸣、恶心、呕吐、心慌、全身乏力等症状，如果能及时脱离中毒环境，吸入新鲜空气，症状可自行缓解。中度煤气中毒者除了会出现头晕、呕吐、心慌等症状外，还会出现多汗、烦躁、走路不稳、皮肤苍白、判断力下降、视力减退等症状，如果能及时抢救，也可恢复。重度煤气中毒者一般已陷入昏迷状态。

煤气中毒怎么办

1. 马上关闭气源。在充满煤气的室内，应捂住口鼻、屏住呼吸，先关闭煤气总闸，再打开门窗，使新鲜空气进入室内，降低室内煤气浓度。

2. 转移中毒者。必要时施救者可以到室外换气，再屏气进入室内，把中毒者从室内转移出来。

3. 在室外安全的地方拨打120急救电话，并在电话中说明是煤气中毒者需要急救。

4. 在最短的时间内检查中毒者的呼吸、脉搏和意识，对呼吸、心跳停止的中毒者立即进行心肺复苏。对有呕吐、昏迷的中毒者，应及时清理其呼吸道，保持气道通畅。

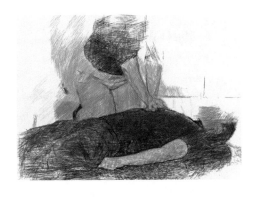

5. 现场如有吸氧装置，可以帮助有自主呼吸、神志清醒的中毒者吸氧治疗。

6. 如果天气寒冷，要注意为中毒者保暖。

需要提醒的是，在煤气中毒现场，一氧化碳在空气中会达到一定的浓度，拨打电话、开关电源、使用明火等可能引出火花的行为，都可能引起爆炸，需特别注意。

食物中毒者有哪些常见症状

不同食物引起的中毒症状有其特殊性，但食物中毒者的常见症状可归纳为以下几类：

1. 出现恶心、呕吐、腹痛、腹泻、腹胀等消化道症状。

2. 出现头痛、乏力、视力模糊、瞳孔散大或缩小、呼吸困难、抽搐、昏迷等神经系统症状。

3. 出现烦躁不安、狂躁、自言自语、精神错乱等精神系统

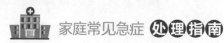

症状。

4. 出现头晕、心悸、胸闷、呼吸困难、脉搏加快等血液系统症状。

食物中毒怎么办

1. 一旦出现食物中毒症状，应立即停止食用可疑食物，并及时拨打 120 急救电话。

2. 催吐。对中毒不久且无明显呕吐者，可用手指或筷子刺激患者舌根部的方法催吐，或让患者大量饮用温开水并反复自行催吐，以减少毒素的吸收。经多次催吐，呕吐物已为较澄清液体时，可适量饮用牛奶保护胃黏膜。如在呕吐物中发现血性液体，则提示可能出现了消化道或咽部出血，应暂时停止催吐。

3. 导泻。如果食物中毒持续时间超过 2 小时，但患者精神状态良好，可服用泻药，促使有毒食物排出体外。

4. 保留食物样本。由于确定中毒物质对治疗至关重要，因此发生食物中毒后，应保留导致中毒的食物样本，以供医生检测。如果找不到食物样本，也可保留患者的呕吐物和排泄物，以方便医生确诊和救治。

药物中毒怎么办

药物中毒常常是服用过多药物或是误服毒性强的外用药引起的。药物中毒后，应立刻采取措施，防止身体吸收，通常要立即催吐、导泻和解毒。

安眠药中毒者有哪些症状

安眠药是中枢神经系统的抑制药。轻度安眠药中毒者会出现头

晕、恶心、呕吐、动作不协调、说话含混不清等症状；严重安眠药

中毒者会出现昏睡、抽搐，甚至昏迷、死亡。

安眠药中毒怎么办

1. 如果患者口中还有尚未吞下的安眠药，可用手清理出来。

2. 如果患者意识清醒，可先给患者喝温开水或淡盐水，再用长勺或筷子压其舌根催吐。

3. 如果患者已经昏迷，说明中毒严重，此时不能催吐，要立

即拨打 120 急救电话，同时密切观察患者的呼吸和脉搏，并注意保持呼吸道通畅。

4. 把残留的药物或药瓶（包装）交给医生，协助医生尽快做出诊断。

有机磷农药中毒者有哪些症状

有机磷农药中毒通常指因食入、吸入或经皮肤吸收有机磷类农药而引起的中毒。

轻度有机磷农药中毒者有头晕、头痛、恶心、呕吐、出汗、流涎等症状。中度有机磷农药中毒者除了有轻度中毒者症状外，

还会出现肌肉颤动、口吐白沫、视物模糊、瞳孔缩小等症状。重度有机磷农药中毒者会出现昏迷、躁动不安、抽搐、呼吸困难、口鼻涌出大量泡沫痰、瞳孔呈针尖样大小等症状，甚至可因呼吸衰竭而死亡。

有机磷农药中毒怎么办

1. 如果经皮肤接触中毒物，应立即脱去被污染的衣服，用

肥皂水彻底清洗皮肤、毛发、指甲等，避免毒物被皮肤进一

步吸收。同时拨打120急救电话。

2. 如果经口吞入中毒物，要立即催吐以排出毒物，直到急救车赶到。

3. 如果患者已经昏迷，应采用稳定的侧卧位，并注意保持呼吸道通畅。

急性酒精中毒者有哪些症状

急性酒精中毒是指因短时间内饮用大量含酒精类饮料，导致机体出现不同程度的中枢神经系统抑制，同时伴有不同程度的消化系统、循环系统、呼吸系统功能紊乱。酒精中毒者可能会出现胡言乱语、昏迷不醒，甚至死亡。

根据每个人的酒量不同，中毒量相差非常大，中毒程度、症状的个体差异也很大。一般将急性酒精中毒分为三期：①兴奋期。患者表现为兴奋，说话滔滔不绝，易情绪激动，时悲时喜，面部潮红或苍白，眼结膜充血，可有上腹不适、恶心、呕吐等症状。②共济失调期。患者表现为语无伦次或语言含糊不清、步态不稳、行动笨拙、视物模糊、恶心、呕吐、困倦。③昏迷期。患者表现为意识不清、呕吐、呼吸缓慢、心跳加快，严重时会出现大小便失禁、抽搐、昏迷，可发生呼吸麻痹而死亡。

急性酒精中毒怎么办

1. 兴奋期与共济失调期的急救。具体急救措施包括：①患者采用侧卧位休息，穿着宽松衣物，注意保暖。②施救者用手指刺激患者舌根催吐，以减少机体对酒精的吸收。③让患者喝果汁、蜂蜜水，或吃梨、西瓜、柑橘等水果。

2. 昏迷期的急救。具体急救措施包括：①患者采用稳定的侧卧位休息，以免因呕吐造成窒息。②禁止催吐，以免造成窒息。③施救者或家人应观察、陪护患者，并定时检查患者的呼吸状况。④及时拨打 120 急救电话。

毒蘑菇中毒者有哪些症状

不同毒蘑菇所含的毒素种类不同。多数毒蘑菇的毒性较低，中毒表现轻微。但有些毒蘑菇的毒性极高，可迅速致人死亡。

毒蘑菇中毒表现可分为以下四类：①胃肠型。此型患者会出现无力、呕吐、腹痛、水样腹泻等症状。②神经精神型。此型患者除出现胃肠型症状外，尚有瞳孔缩小、唾液增多、幻觉、步态蹒跚等症状。③溶血型。此型患者除出现胃肠型表现外，还有溶血表现，可出现贫血、肝肿大等。④中毒性肝炎型。此型患者会出现胃肠型表现，然后出现以肝、脑、心、肾等多脏器损害的表现，但以肝脏损害最严重。部分患者可有精神症状。

毒蘑菇中毒怎么办

1. 立即拨打 120 急救电话。

2. 让中毒者大量饮用温开水或淡盐水，然后进行催吐，以减少毒素的吸收。

3. 对于已发生昏迷的患者，不要强行向其口内灌水，防止窒息。

4. 如果天气寒冷，要注意为中毒者保暖。

误服洗涤用品后如何急救

1. 洗衣粉的用途最广，也极易被误食，特别是儿童出于好奇，极易发生误服情况。误服洗衣粉后可出现胸痛、恶心、呕吐、腹泻、呕血和便血，并有口腔和咽喉疼痛。误服洗衣粉后应尽快

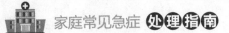

予以催吐，在催吐后可服用牛奶、豆浆、稠米汤，并立即送医院救治。

2. 洗涤餐具、蔬菜和水果的洗涤剂也较易误饮，因其碱性强，对食管和胃破坏性较大，后果很严重。误饮洗涤剂后应立即服约200毫升牛奶或酸奶、水果汁，同时可给予少量食用油，缓解洗涤剂对胃黏膜的刺激，并送医院急救。需要提醒的是，严禁催吐和洗胃。

3. 供洗涤卫生间用的洁厕剂极少发生误服。由于洁厕剂毒性更大，后果更严重。误服强酸性的洁厕剂极易造成食管和胃的化学性烧伤，治疗较困难，应尽快送医院治疗，切忌催吐、洗胃及灌肠。

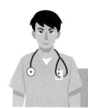

第十三章　咬伤的急救

动物咬伤的后果

咬伤可分为兽咬伤、蛇咬伤、人咬伤及其他动物咬伤。兽咬伤中以狗咬伤最常见，以前以农村多见，近些年城市养宠物家庭增多，狗咬伤的发生率也逐年升高。

蛇咬伤多出现在野外或农村。咬伤除了造成人体组织损伤，更为严重的是动物将口腔中的细菌或毒素带进人体，导致患者严重感染或中毒，甚至死亡。

狗咬伤怎么办

1. 被狗咬伤后，正确处理伤口十分重要。如伤口较小，可先将伤口挤压出血，并用浓肥皂水反复冲洗伤口，再用大量清水冲洗，擦干后用2%碘酒或75%乙醇（酒精）涂抹伤口，只要未伤及大血管，一般不用包扎或缝合。

如伤口较大、较深且出血较多，应先用毛巾扎在伤口上方的近心端，并迅速到附近医院进行处理。

2. 被狗咬伤后应及时注射狂犬病疫苗，越早越好。如伤口较深，且污染较严重，还应注射破伤风抗毒素。

狗咬伤后的注意事项

1. 用水冲洗伤口时，水量要大，水流要急。

2. 如未伤及大血管，伤口一般不用包扎和缝合，也不需要涂抹任何药膏或其他类似物。因为狂犬病毒是厌氧的，在缺氧的情况下，狂犬病毒会大量繁殖。

3. 在注射狂犬病疫苗期间，应注意不要饮酒、喝浓茶；也不要吃刺激性食物，如辣椒、葱、大蒜等；同时要避免受凉、剧烈运动或过度疲劳，防止感冒。

猫咬伤怎么办

咬伤部位在四肢时，可暂时结扎止血带，用生理盐水或清水冲洗伤口，并迅速将伤者送到附近医院进行处理。

蛇咬伤怎么办

1. 包扎伤肢，防止毒素扩散。保持安静和镇定，如一时难以鉴别是否为毒蛇咬伤，应先按毒蛇咬伤进行初步处理和密切观察，除去紧束的衣服、鞋、手表及指环。被蛇咬伤后，伤者千万不可跑动或进行剧烈运动，即使需要行走，也要慢走，否则会造成血液循环加快，使中毒加深。可应用夹板固定伤肢，保持伤口低于心脏水平，以利于伤口渗液的引流。早期绑扎伤肢近心端部位可阻止和延缓毒液被人体吸收，最好在伤后 1～2 分钟即进行绑扎，每隔 20～30 分钟放松一次，每次 1～2 分钟。一般在医院开始有效治疗（如注射抗蛇毒血清、伤口处理）后方可去除绷扎带。

2. 伤口处理。蛇咬伤后及时冲洗伤口可以起到破坏、中和、减少蛇毒的目的。可选用 1:5000

高锰酸钾溶液、生理盐水、肥皂水冲洗伤口，5分钟后可行局部湿敷，并检查伤口中有无毒牙，如有则需要立即拔出。伤口较深并有污染者，或伤口组织有坏死时，应及时予以切开清创，伤口扩大后，仍可用各种药物作局部冲洗或湿敷。需要提醒的是，不可在伤肢使用冰敷或冷敷，以免造成组织坏死。

3. 口服或外敷蛇药解毒。蛇咬伤后，伤者应立即口服蛇药片，或用温水将蛇药片溶成糊状，在距离伤口四周1.5～2厘米处涂药，以阻止毒液蔓延。需要提醒

的是，伤口内不可涂药。可给伤者饮牛奶、茶水等，以加速排尿解毒。经紧急处理后，迅速将伤者送往医院治疗。

4. 蛇咬伤后，不可饮用含酒精饮料或刺激性饮料。

5. 现场进行伤口处理后，应及时将伤者送医院救治，在转运途中，伤者应采取卧位或半卧位，保持呼吸道通畅和伤口部位下垂，以便于毒液引流和减少毒素吸收。如伤口尚未得到处理，绑扎的止血带不可解除，但要定时松解一次，以免导致组织缺血坏死。

蛇咬伤后的注意事项

1. 伤者要保持镇静，不要大喊大叫和奔跑，以免加速血液循环，加快毒素吸收。

2. 用嘴吸吮伤口排毒时，应保证吸吮者的口腔、嘴唇无破

损、无龋齿，否则有中毒危险。

3. 被蛇咬伤后如出现口渴，可饮用足量清水，切不可饮用含酒精饮料，以防毒素加速扩散。

预防动物咬伤的措施

1. 在家中或户外接触动物

时，要保持警惕，对不熟悉的动

物不要任意逗玩。

2. 平时注意少与宠物玩耍。

3. 如果被已注射过疫苗的宠物咬伤或抓伤，伤者也需要注射狂犬病疫苗。

4. 宠物尸体要深埋或销毁。

5. 在有毒蛇活动的环境中行走或工作时，应加强野外作业防护，要了解毒蛇习性，尽量不要裸露腿足，必要时穿长筒靴，随身携带矿泉水、绳带及蛇药，一旦被毒蛇咬伤，可做紧急处理。被毒蛇咬伤后切忌奔跑，宜就地

包扎、吸吮，冲洗伤口后速到医院治疗。

6. 了解有关狂犬病的知识，加强自我保护意识。夏季身体暴露部位较多，应尤为注意。

7. 与狗、猫接触机会多的人，应接种狂犬病疫苗。

8. 加强动物管理是预防狂犬病的关键。养狗的居民应定期给狗注射狂犬病疫苗，妥善处理居住环境中的野狗、流浪狗、无主狗，避免接触来路不明的狗和其他动物。

什么是蜇伤

蜇伤是指昆虫的刺刺入人体皮肤内释放毒液，从而引起

人体组织损伤，有蜂蜇伤、蝎子蜇伤等。

蜂蜇伤者有哪些症状

人被单只蜂蜇伤后，一般只表现为局部红肿和疼痛，数小时后可自行消退；若被群蜂蜇伤，可出现头晕、恶心、呕吐、呼吸

困难、面色苍白等症状；严重者可出现休克、昏迷、抽搐等全身症状，甚至死亡。

蜂蜇伤怎么办

1. 被蜂蜇伤后，伤者应尽可能远离现场，防止受到二次攻击。

2. 被蜂蜇伤后，要仔细检查伤口，若尾刺尚在伤口内，可用镊子、针尖挑出。如无法找到针或镊子，可用火罐或吸引器吸出。

3. 不可挤压伤口，以免毒液扩散；也不能用红药水、碘酒之类药物涂擦患部，这样只会加重患部的肿胀。因蜜蜂的毒液呈酸性，所以可用肥皂水、小苏打水等碱性溶液涂擦伤口，以中和毒液。也可将生茄子切开涂擦患部，以消肿止痛。伤口肿胀较重者，可用冷毛巾湿敷伤口。若

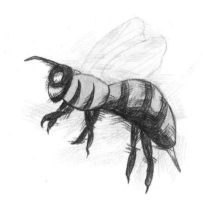

被黄蜂蜇伤，因其毒液呈碱性，所以可用弱酸性液体中和，如用食醋涂擦患部可止痛、消痒。若被马蜂蜇伤，将马齿苋嚼碎后涂在患处，可起到止痛作用。

4. 蜂蜇伤严重者，如出现全身性过敏反应、休克征象时，应立即送往附近医院治疗。

蝎子蜇伤怎么办

当被蝎子蜇伤时，可出现头晕、恶心、呕吐、舌和肌肉强直、流涎、头痛、昏睡、盗汗、呼吸增快及脉搏细弱等症状，严重者会出现昏迷、抽搐、血压降低、喉头水肿、呼吸困难、急性肺水

肿等全身症状。

蝎子蜇伤的紧急处理措施如下：

1. 一旦发现被蝎子蜇伤，处理原则基本与毒蛇咬伤相同。因蝎子蜇伤后很难判断预后，尤其

是儿童，均应按重症处理。

2. 被蝎子蜇伤后应立即用鞋带、布条等绑扎伤口的近心端，以阻止毒液吸收。绑扎带的松紧以阻断淋巴液和静脉回流为准。

3. 用火烧消毒后的小刀十字形切开伤口，拔出毒针，用弱碱性液体如肥皂水冲洗伤口，然后由绑扎处向伤口方向挤压排毒。再用干净的清水反复冲洗伤口20～30分钟，最后涂抹含有抗组胺物质或肾上腺皮质激素软膏。

4. 患者可立即服用蛇药片，并用温水将蛇药片调成糊状，在距伤口2厘米处外敷一圈，注意不要使药物进入伤口。

经过上述处理后，一般可松开近心端的绑扎带。若伤口周围皮肤红肿，可用冷毛巾或冰袋冷敷。被蝎子蜇伤的患者应多喝水，以利进入体内的毒液尽早排出。但禁止饮酒。

5. 被蝎子蜇伤后如患者出现全身不适、面色苍白、气喘等过敏性休克征象，应使患者保持静卧，并立即送往医院治疗。

蜈蚣蜇伤怎么办

蜈蚣蜇伤人后，局部表现为红肿、疼痛、瘙痒，全身表现为头痛、发热、呕吐、抽搐及昏迷。蜈蚣越大，症状越严重。

蜈蚣蜇伤的紧急处理措施如下：

1. 发现被蜈蚣蜇伤后，立即用弱碱性液体如肥皂水冲洗伤口，如在野外，可将鲜蒲公英或鱼腥草嚼碎、捣烂后外敷在伤口上。

2. 将蛇药片用温水调成糊状，敷于伤口周围。

3. 对于症状严重者，可内服蛇药片并立即送往医院治疗。

蚂蟥蜇咬伤怎么办

蚂蟥又称水蛭，一般栖息于浅水中。被蚂蟥蜇咬部位常发生水肿性丘疹。由于蚂蟥咽部的分泌液有抗凝血作用，因此伤口流血较多。

蚂蟥蜇咬伤的紧急处理措施如下：

1. 如发现蚂蟥已吸附在皮肤上，可用手轻拍，使其脱离皮肤。

2. 可用食醋、酒、盐水或清凉油涂抹在蚂蟥身上和吸附处，使其自然脱落。

3. 蚂蟥脱落后，伤口局部的流血与丘疹可自行消失，一般不会引起不良后果，只需要在伤口涂抹碘酒预防感染即可。

蚂蟥蜇咬伤后的注意事项

1. 排毒后，在距伤口2厘米处敷药，不要使药进入伤口，以免引起感染。

2. 患者应多喝水，以利进入人体内的毒液尽早排出，但要禁止饮酒。

3. 如发现蚂蟥已吸附在皮肤上，不要强行拉扯，否则蚂蟥的吸盘会断入皮肤内，引起感染。

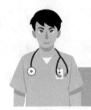

第十四章　危急症的急救

心绞痛患者的急救处理

1. 患者就地采取半卧位、卧位休息，切勿活动，以免加重病情。

2. 患者舌下含服 1 片硝酸甘油。在血压不低于平时水平的前提下，此药 1～2 分钟起作用，半小时后作用消失。90％的患者服用硝酸甘油有效，且多在 3 分钟内见效，如果没有效果，可以再服一次。需要提醒的是，低血压患者不能服用硝酸甘油。

3. 心绞痛缓解后，患者应继续休息一段时间，然后可以活动。

4. 如果疼痛持续不能缓解，应及时拨打 120 急救电话。

使用硝酸甘油的注意事项

1. 硝酸甘油是缓解心绞痛的首选药物，但不可滥用。当发生胸痛时，如果血压偏低，是不能服用硝酸甘油的。因为硝酸甘油有扩张血管的作用，可以使血压进一步下降，导致冠状动脉的血流灌注压下降，从而加重心肌缺血。如果发生急性心肌梗死，往往伴有低血压，甚至休克，如再服用硝酸甘油，可导致血压进一步下降，会危及生命。

2. 硝酸甘油应舌下含服，而不是咽下。

3. 含服硝酸甘油时，患者以取坐位为宜。

急性心肌梗死患者有哪些发病先兆

急性心肌梗死患者在发病前常有先兆，主要表现为胸闷或胸痛较前加重，也可能在起病前 1～2 周出现心绞痛。当有下列情况出现时，应高度怀疑急性心肌梗死的可能。

1. 原来稳定型心绞痛或初发型心绞痛患者的运动耐量突然下降。

2. 心绞痛发作的频率、严重程度及持续时间增加，以往有效的硝酸甘油剂量变为无效。

3. 心绞痛发作时出现新表现，如恶心、呕吐、出汗、疼痛放射到新部位，还会出现心功能不全或心律失常。

4. 心电图出现新变化。

急性心肌梗死患者的急救措施

1. 立刻让患者就地休息，采取与救护心绞痛患者相同的措施，并尽快拨打 120 急救电话。

2. 密切观察患者的呼吸、脉搏和意识。

3. 有条件的家庭可给患者吸氧，以增加心肌供氧量。

4. 如果高度怀疑患者是急性心肌梗死，则不宜含服硝酸甘油。硝酸甘油对急性心肌梗死患者没有治疗作用，甚至在某些情况下会加重病情。可酌情选用阿司匹林嚼服，可以防止血栓扩大，预防新血栓形成。

脑卒中患者有哪些发病先兆

脑卒中俗称脑中风，临床上表现为一次性或永久性脑功能障碍的症状和体征。脑卒中分为缺血性脑卒中和出血性脑卒中。这两种情况的症状类似，紧急处理方法也一样。

在脑卒中发生前2周左右，有一些发作前兆，常见症状如下：

1. 头晕。

2. 面部或手脚麻木。

3. 暂时性吐字不清或讲话含糊。

4. 肢体无力或活动困难。

5. 严重头痛。

6. 突然跌倒或晕倒。

7. 个性和智力突然发生变化。

8. 全身乏力。

9. 恶心、呕吐或血压波动。

10. 整天处于嗜睡状态。

11. 一侧或某一侧肢体不自主地抽动。

12. 双眼突然看不清眼前事物。

13. 短暂的意识丧失。

14. 舌头或嘴唇麻木。

脑卒中患者的急救处理

1. 第一时间拨打120急救电话。

2. 患者应安静卧床，松开领口，保持呼吸道通畅，用冰袋或冷毛巾敷在患者前额，以利于止血和降低颅内压。

3. 切勿随意搬动患者，如需要搬动，应保持患者头高脚低位，以减少头部血管的压力。

4. 如果患者意识清醒，让其半卧或平卧休息。如果患者意识丧失，可将其摆放成侧卧位，头稍后仰，以保持呼吸道通畅。

5. 如果患者有活动义齿，应立即取出，并及时清理其口中呕吐物。

6. 密切关注患者的意识、血压、呼吸和脉搏，不要给患者喂食物、喂水。

晕厥患者有哪些发病先兆

晕厥也称昏厥，表现为突发性、一过性的意识丧失而跌倒，并多在数分钟内自行清醒。如果患者不能被叫醒，或短时间内不能清醒，即为昏迷。

晕厥发生时，患者往往先感觉头重脚轻、头晕、眼前发黑，继而出现面色苍白、大汗淋漓等症状。多数患者取蹲位或卧位，片刻后症状会缓解。有的患者病情进展很快，来不及采取措施就已意识丧失、跌倒在地，严重者可有大小便失禁、面部和肢体肌肉抽动、脉搏微弱等症状。

一旦发现患者有头晕、恶心等症状，应立即搀扶患者躺下，以免摔伤。

晕厥患者的急救措施

1. 立即采取平卧位。可将患者双下肢垫高，高度超过胸部，有利于改善脑部血液供应。

2. 立即确定患者气道是否通畅，并检查其呼吸和脉搏。

3. 解开较紧的衣领、裤带，以免影响呼吸；如果在室内，应打开窗户通风。

4. 如果是因低血糖造成的晕厥，等患者意识清醒后，可给予糖水、食物，一般很快会好转。低血糖较严重、处于昏迷状态的患者，应取稳定侧卧位，不要喂水、喂食物、喂药，以防发生窒息。在现场急救的同时，及时拨打 120 急救电话。

5. 如果患者有急性出血或严重心率失常表现（如心率过快或心率过慢）、反复发生晕厥和一次晕厥时间超过 10 分钟，应立即拨打 120 急救电话或送医院治疗。

6. 对因发生晕厥而跌倒的患者，还应仔细检查其有无摔伤等情况。如发生出血、骨折等情况，

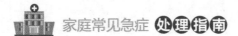

应做相应处理。

7. 患者即使症状完全缓解，也应尽早送医，查清晕厥原因。

昏迷患者的急救措施

引起昏迷的原因有神经系统疾病、脑部疾病、中毒等。其特点是起病急、进展快，常危及患者生命或造成残疾。

判断昏迷很简单，患者表现为突然晕倒，意识丧失、呼之不应、推之不醒，但呼吸、心跳依然存在。

无论引起昏迷的原因是否清楚，均需采取如下紧急处理措施：

1. 让患者保持安静,绝对卧床。

2. 打开患者呼吸道，确保呼吸道通畅。如果患者口腔内有呕吐物、分泌物，要及时清理，以防发生窒息；如果患者有活动义齿，应立即取出。

3. 对伴有躁动不安或抽搐的患者，应加强保护，防止发生其他意外。

4. 一旦患者呼吸、心跳停止，应立即进行心肺复苏。

5. 在现场急救的同时，及时拨打120急救电话。

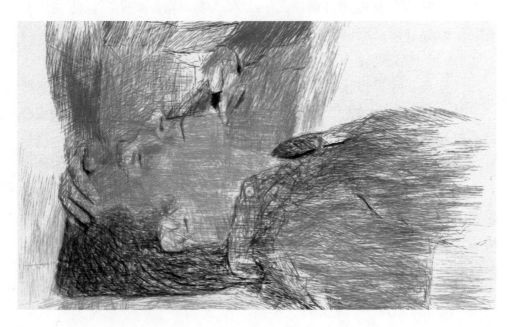

昏迷患者急救时的注意事项

1. 不可拍打、摇晃患者头部，避免引起头部震荡的任何行为。

2. 不随意翻转、搬运患者。

3. 不可用高枕，以免阻塞呼吸道而发生窒息。

休克患者有哪些早期症状

引起休克的病因有很多，如急性大出血、急性心肌梗死、严重感染、药物过敏等。休克是严重疾病的表现，是病情危重、凶险的信号之一，如不及时抢救可迅速危及患者生命。

休克的发病过程可简单分为休克早期和休克期，如果在早期发现患者症状，往往能救患者一命。

休克患者有以下一些早期症状：

1. 患者神志清醒，但烦躁不安，焦虑或激动。

2. 面色苍白。

3. 口唇略带青紫色。

4. 出冷汗及肢体湿冷。

5. 伴有恶心、呕吐。

6. 心跳加快，脉搏尚有力。

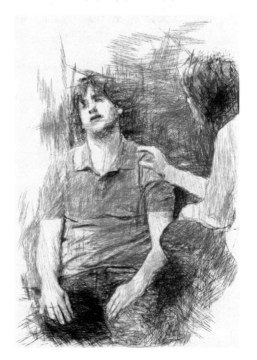

休克患者的急救措施

1. 如果为出血性休克，应立即采取有效的止血措施。

2. 患者取平卧位，将其双下肢垫高，高度超过胸部，以增加脑部的血液供应。如果患者呼吸困难，根据情况可先将其头部和躯干略抬高，以利于呼吸。

3. 确保呼吸道通畅，防止发生窒息。可把患者颈部垫高，下颌托起，使头部后仰。同时，将患者的头部偏向一侧，以防呕吐物吸入气道而造成窒息。

4. 有条件的家庭可给予患者吸氧。

5. 尽快拨打 120 急救电话，在等待过程中，监测并记录血压。

休克患者急救时的注意事项

1. 不要轻易搬动患者，必须搬动时，动作应轻柔。

2. 保持周围空气流通。

3. 如果休克患者体温降低、怕冷，应注意保暖。

4. 需要强调的是，感染性休克常伴有高热，应予以降温，可在患者颈部、腹股沟等处放置冰袋，或用酒精擦身。

咯血患者的急救措施

咯血可分为痰中带血、少量咯血（每日咯血量少于 100 毫升）、中等量咯血（每日咯血量为 100～500 毫升）和大咯血（每日咯血量超过 500 毫升）。

咯血是常见急症，病因复杂，病情多变，应尽快找出病因，明确出血部位。

面对咯血患者，应采取以下急救措施：

1. 拨打 120 急救电话。

2. 患者应静卧。

3. 鼓励患者放松身心，消除紧张和忧虑心理，保持有效咳嗽。

4. 对中等量咯血者，应定时测量血压、脉搏、呼吸。

5. 大咯血易造成窒息，一定要鼓励患者将血吐出，以免血块堵住气管。

咯血患者急救时的注意事项

咯血时，患者切不可屏住咳嗽，不让血咳出来，因为当气管、肺内的积血超过 150 毫升时即可危及生命。所以应适度咳嗽，以便排清积血。但不可过度用力咳嗽，否则会因用力过度导致气管、肺内大血管破裂，造成大出血。

呕血患者的急救处理

呕血是指消化道内血液经口腔呕出，一般是由上消化道疾病（食管、胃、十二指肠、肝、胆、胰疾病）或全身性疾病所致。

与咯血不同的是，呕血常混有食物、胃液，易凝成块状，血液呈咖啡色或暗红色，呕血数天后常排黑便。另外，患者常有胃病或肝病史。

面对呕血患者，应采取以下急救措施：

1. 呕血症状一旦出现，首先应仔细确认是否为呕血，并注意呕出物的性状，同时拨打 120 急救电话。

2. 让患者静卧，可在其脚部垫上枕头，与床面呈 80°，有利于下肢血液回流至心脏，保证大脑的血液供应。

3. 消除患者的紧张情绪，注意保暖。

4. 将患者的头偏向一侧，以免呕血时呕吐物误入气管。

5. 粗略估算呕血总量，呕吐物或大便要暂时保留，以便就医时化验。

6. 密切观测患者的意识、呼吸、脉搏等情况。

7. 患者在呕血时不可饮水，可口含冰块，并用冰袋冷敷上腹部。

癫痫大发作患者的急救措施

癫痫大发作是指大脑细胞反复异常放电，致使暂时性中枢神经系统功能紊乱，主要表现为意识丧失、全身抽搐。

癫痫的发病原因有很多，既有脑部病灶或弥漫性病变，也有全身性代谢中毒。

面对癫痫大发作患者，应采取以下急救措施：

1. 癫痫突然发作时，施救者应尽量抱住患者，让患者平卧于地，以免摔伤。

2. 尽快移开患者周围的危险物品。

3. 松开患者的衣领、领带、裤带等。

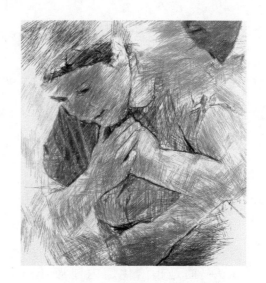

4. 发作缓解后，患者常转入昏睡，这时应将患者置于稳定的侧卧位，以保持呼吸道通畅，便于呕吐物排出。

5. 在现场急救的同时，及时拨打 120 急救电话。

癫痫大发作患者急救时的注意事项

1. 癫痫大发作时，为避免患者再受刺激，不要采用扎针、大拇指掐人中穴的抢救方法，更不能用凉水浇患者。

2. 不要按住患者。由于患者抽搐时力量较大，如果用力按住患者，可能会造成肌肉拉伤或骨折。

急性腹痛患者的急救措施

急性腹痛是指较短时间内出现的、突然发作的腹部疼痛，是临床上常见的急症之一，具有起病急、病因不明、病情多变的特点，如果得不到及时处理，可在短期内危及生命。急性腹痛多由腹部脏器疾病引起，但胸部和全身性疾病也可引起腹痛。

面对急性腹痛患者，应采取以下急救措施：

1. 解开患者的紧身衣物，让其卧床休息，取俯卧位可使其疼痛减轻，也可用双手适当压迫腹部，使疼痛缓解。

2. 如果是暴饮暴食引起的急性腹痛，可用桐油按摩患者腹部，能起到一定的止痛效果。

3. 如果患者为幼儿，急性腹痛多为肠痉挛引起的阵发性腹痛。暴饮暴食、摄入生冷食品过多、气候变化都能引起肠痉挛。幼儿发生肠痉挛时，用热水袋焐腹部可缓解疼痛。

4. 适当给予解痉药物，如服用阿托品、维生素 K_3 可暂时缓解疼痛。

5. 腹痛剧烈且伴有呕吐、高热、便血时，应及时到医院治疗。

急性腹痛患者急救时的注意事项

1. 不论任何原因引起的急性腹痛，发作时都要禁食、禁饮。

2. 发生急性腹痛时，在没有确诊之前，不要用止痛药。如果服用止痛药，可能会掩盖真实病情，从而造成误诊、漏诊，延误抢救时机。

支气管哮喘患者的急救措施

支气管哮喘患者多在初春、深秋及气温变化明显时发病，也可因接触过敏原（如尘土、花粉、药物等）引起。哮喘发作时表现为流鼻涕、咳嗽，继而声音嘶哑，吸气尤其费力，并有哮鸣音。严重者会出现口唇青紫、呼吸抑制、意识丧失情况。

面对支气管哮喘患者，应采取以下急救措施：

1. 开窗换气，保持空气清新。如果患者还在致敏环境内，应尽早离开。

2. 让患者保持舒适的坐姿。

3. 有条件的家庭可给患者吸氧。

4. 使用吸入气雾剂等常备药物治疗。

5. 支气管哮喘有时非常凶险，也是猝死的重要原因之一。如果呼吸困难未能缓解，应尽早拨打 120 急救电话。

6. 一旦患者发生呼吸、心跳停止，应立即做心肺复苏。

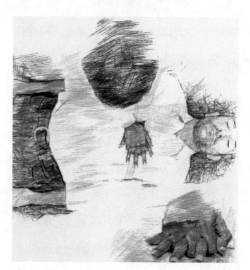

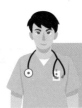

第十五章 突发灾难的急救和自救

室内如何紧急避震

通常一次地震的持续时间不超过 1 分钟，地震发生时，身处室内的人们从恐惧中清醒过来，再做出如何逃生的决定，最佳时机已经仅剩几秒钟了。此时，最佳方法是就地避震。

室内紧急避震的措施如下：

1. 可以躲避的位置。结实、能掩护身体的物体旁，如课桌、床、衣柜、铁柜、牢固机器等；易形成三角空间的地方，如承重墙的墙根、墙角等处；空间小、有支撑的地方，如厨房、卫生间、有水管或暖气管的地方。

2. 不能躲避的位置，如阳台、楼梯、电梯等处，并避开吊灯、吊扇等物品下方位置。

3. 身体的正确姿势。蹲下或坐下，尽量蜷曲身体，降低身体重心，保护好头部，将身边随手可取的物体（如书包、脸盆、枕头等）顶在头上。

室外如何紧急避震

1. 迅速跑到空旷场地蹲下，尽量避开高大建筑、立交桥、高压线、广告牌、路灯，以及加油站、煤气站、仓库、化工厂等有毒、有害、易燃、易爆的场所。

2. 如果身处野外，应避开山

脚、悬崖，以防落石和滑坡；如果遭遇山崩，要向滚石前进方向的两侧躲避。

3. 如果身处河边或海边，应迅速远离岸边，以防洪水或海啸来袭。

在街上行走时如何避震

地震发生时，高层建筑物的玻璃碎片和大楼外侧混凝土碎块及广告招牌可能会掉落伤人，因此在街上行走时，最好将身边的皮包或柔软的物品顶在头上，无物品时也可用手护在头上，尽可能做好自我防御准备，还应该迅速离开电线杆和围墙，跑到比较开阔的地方躲避。

震后被埋在废墟下的自救措施

地震后如果被埋在废墟下，一定要沉着，一边等待救援，一边想方设法保护、解救自己。

震后被埋在废墟下的自救措施如下：

1. 保持清醒头脑，设法让呼吸道通畅。有烟尘时，可用湿衣服捂住口鼻，以防窒息。

2. 尽快将四肢解脱出来，清理压在身上的物体，设法脱离危险区。最好向有光线、空气流通的方向移动。

3. 如果一时无法脱险，应想办法加固、支撑可能坠落的重物，防止造成二次伤害。

4. 如有出血，将衣服撕成布条，及时包扎出血部位。如果出血较严重，可用绑扎止血的方式处理。

5. 不要呼喊、哭泣，这样只会消耗宝贵的体力。

6. 保持镇静，判断被埋前所处的位置，寻找求救、传递信息的办法。如用砖头有节奏地敲击水管、暖气管，引起救援人员的注意。敲击不必用力过大，既可保存体力，也能防止因震动引起的塌方。

7. 在被困环境中勿用火、电。若闻到煤气味，不要使用打火机、火柴，也不要使用电话或任何电子装置。

8. 注意寻找食物。若一时难以脱险，应在可活动的空间内，设法寻找水、食物或其他可以维持生命的物品，做好长时间无法脱困的准备，耐心等待救援人员的到来。

地震后如何紧急救援

1. 施救原则。地震后的施救原则是：先救近，后救远；先救易，后救难；先挖掘，后救治；先救命，后治伤。

2. 注意倾听被困者的呼喊声、敲击声，根据建筑结构的特点，先确定被困者的位置，不要盲目乱挖，以免抢救时给被救者造成不应有的损伤。

3. 找到幸存者后，先暴露其头部，然后迅速清除口鼻内尘土，防止窒息，再暴露胸腹部及其他部位。

4. 对于掩埋时间较长的幸存者，要先喂含盐饮料，但不可给予高糖类饮食。同时注意保护幸存者的眼睛。

5. 对被抢救出来的幸存者，应采取各种适当的方法进行现场救护。

火灾初起的扑救措施

火灾初起时，火势不大，此时一定要冷静，应根据燃烧物的不同而采取不同的扑救方式。

灭火的方法和注意事项如下：

1. 在灭火的同时，应及时呼唤附近的人一同救火。如果人多，可一部分人负责灭火，另一部分人负责清除火焰周围的可燃物，以防火势蔓延。

2. "油火"不用水。如果油

锅起火，千万不要用水灭火，应及时用锅盖盖紧，或者向锅中倒入切好的菜。

3."棉物"用水浇。如果家中的棉被、衣服、窗帘着火，用水灭火，效果最好。

4."电火"用棉被压。如果家中电器起火，首先要切断电源，再用棉被盖压灭火。如电视机、电脑起火，应从侧面靠近，以防显像管爆炸伤人。

5. 如果家中煤气罐起火，首先要用湿棉被迅速将火压灭，

再关闭阀门，否则，可能会引起爆炸。

6. 如果身上衣物着火，切不可乱跑，否则，火势在风的作用下会越来越大。应立即倒地滚动，将火压灭，或者请人用水浇灭。

7. 如果房间内起火，不要轻易开窗，以免空气对流，加速火势蔓延。

8. 如果火势较大，不能控制时，应马上逃生，并及时拨打119火警电话，寻求专业救火队员的帮助。

火灾避险逃生的方法

如果被困火场，千万不要惊慌，要冷静确定自己所处的位置，根据周围的烟、火光、温度等分析判断火势，理智地采取正确的逃生方案。

1. 逃生方向。向起火位置的相反方向跑。楼下发生火灾时，向楼上跑；楼上发生火灾时，向楼下跑。根据火势情况，优先选择最便捷、最安全的通道和疏散设施，如疏散楼梯等。

2. 用湿毛巾捂住口鼻。逃生人员多数要经过充满浓烟的路线才能离开危险区域。逃生时，可把毛巾浸湿，叠起来捂住口鼻，无水时，干毛巾也可以。身边如果没有毛巾，餐巾布、口罩、衣服等也可以代替。穿越烟雾区时，即使感到呼吸困难也不能将毛巾从口鼻处拿开。

3. 匍匐或弯腰前行。由于火灾发生时烟气大多聚集在上部空

间，因此在逃生过程中应尽量匍匐或弯腰前行。

4. 被褥覆盖身体。如果从浓烟弥漫的建筑物通道逃生，应先确定逃生路线，然后向头部、身上浇凉水，再用湿衣服、湿床单、湿毛毯等将身体裹好，以最快的速度穿过火场，冲到安全区域。

5. 减少烧伤。如身上衣物着火，可以迅速脱掉衣物，或者就地滚动，以身体压灭火焰，还可以借助附近的水源，将身上的火熄灭。切不可奔跑，以防风助火势。尽量减少身体烧伤面积，减轻烧伤程度。

6. 不要乘电梯。电梯受热后会变形、受损，会将人困在电梯里。另外，电梯井如同烟囱，直通各个楼层，有毒烟雾会直接威胁被困人员生命。

7. 利用绳子逃生。当各通道全部被浓烟烈火封锁时，可用水沾湿绳子，然后将绳子一端拴在牢固的暖气管道、窗框上，被困人员可沿着绳子滑到地面或下面未着火的楼层，从而脱离险境。

8. 应设法求救。如果被困于起火的建筑物内无法逃生，应积极寻找暂时避难处所，以保护自己。例如，关紧房间迎火的门窗，打开背火的门窗，但不要打碎玻璃，如果窗外有烟进来时，要关上窗子。如果门缝或其他孔洞有烟进来，要用湿毛巾等物品堵住，并且要不断地向迎火的门窗及遮挡物上洒水，最后淋湿房间内一切可燃物。同时，一定要想方设法让他人知道自己被困，以便救援人员能够迅速找到你的位置。如拨打电话告知自己的位置，或者在窗口挥动颜色鲜亮的衣物，以引起他人的注意。

躲避洪水的措施

1. 当洪水突然来袭时，应就近逃向高处，等待救援人员营救。

2. 如果洪水的水位不断上涨，必须自制木筏逃生。可就地取材，如木板床、箱子、门板等，都可以作为制作木筏的材料。

在登上自制木筏之前，应测试木筏能否漂浮，并准备好食物、饮用水及日常生活用品。

卷入洪水中的自救

1. 被洪水卷入水中后，应该保持镇静，切勿大喊大叫，以免水吸入呼吸道，造成窒息。

2. 尽量寻找并抓住漂浮物体，如木板、树干等，以助漂浮。

3. 落水后，应立即屏住呼吸，尽量向上挣扎，利用头部露出水面的机会换气，如此反复进行，等待救援。

如何紧急救援落水者

1. 水中施救。如果救援者不会游泳，应立即大声呼叫他人。将木板、救生圈、竹竿、绳索等物品投给落水者，使其不下沉或延缓下沉时间。

如果救援者游泳技术不佳，最好携带救生圈、绳索、木板等物品前往救援，避免与落水者一起遭遇不测。

救援者游到落水者附近时，要看清其位置，从落水者的后方出手救援。切不可正面接触，以免被其抱住而无法动弹。一旦被落水者抱住，应设法将其推开，再从其后方施救。

救援者从后方抓住落水者后，要第一时间将其头部拉出水面，然后向岸边或船上拖曳。

2. 岸上救护。落水者成功获救上岸后，应立即检查其有无活动义齿，口腔、鼻腔中有无泥沙、杂草等异物。如有，应迅速取出，并将其口鼻清理干净。

如果落水者呼吸、心跳尚存，应给予排水。具体做法是：溺水者取俯卧位，救援者一条腿半蹲，另一条腿屈曲垫在溺水者腹部，使溺水者头朝下，同时用手掌按压其背部，将溺水者胃内的水和泥沙排出。

如果溺水者呼吸、心跳已经停止，在清除其口鼻内异物后，应立即做心肺复苏。

对溺水情况严重者，应一边抢救，一边拨打 120 急救电话，或尽快送医院救治。

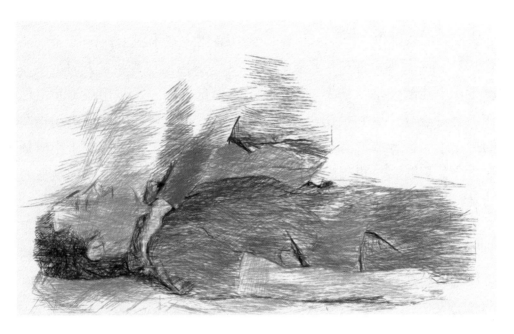

车祸现场如何急救

1. 驾驶员被方向盘或变形的驾驶室撞伤。这种情况最常见，常造成颈椎损伤或胸部挤压伤，严重者可出现胸壁损伤而引起开放性气胸。在撬开驾驶室门窗后，应先给伤者上颈托，如无颈托，可用硬纸板或厚塑料纸固定其颈部，以免颈椎错位或损伤。然后将硬纸板插到伤者背后，用绷带或布条固定，再将伤者移出驾驶室。

2. 颈部鞭梢式损伤。事故突然发生时，车速会骤减，由于车辆惯性作用，使颈部像鞭梢一样前后摇晃而引起损伤。据统计，大约 1/4 的伤者会发生颈椎关节脱臼，伤者还会出现昏迷、颈后锐痛、活动时疼痛加剧等症状。急救的关键也是立即上颈托，一时无颈托，可临时用敷料做成颈圈固定其颈部，以免头颈前后左右摆动。需要提醒的是。伤者转送医院时应取卧位。

3. 伤者被弹离座位。在此情况下，不能随便抬抱伤者，因为伤者有可能脊柱受到损伤，一时的搬运不当会造成已有脊柱损伤加重，甚至断裂。正确的处理方法是，先将伤者作为一个整体转至平卧位，上颈托后，由 3～4 名施救者动作规范、步调一致地将伤者托起，其中一名施救者负责保护伤者头部，以免头颈前倾、后仰或旋转。托起时，可由一名施救者喊口令，当喊到 1、2、3 的 3 时，施救者同时托起伤者，并将其移至木板上，再用绷带把伤者固定在木板上。

4. 出血或骨折需及时处理。出血量不大时，可用压迫止血法止血。出血量较大时，可用橡皮管结扎止血，注意每隔 1 小时放松 2～3 分钟，以免肢体缺血时间过长而造成肢体坏死。对于四肢骨折者，可用夹板固定，如果找不到夹板，可就地取材，用树枝、木板、扫帚柄等物固定患肢。

附录一　学校简介

1998 年，浙江老年电视大学经浙江省教育委员会批准，由浙江省老龄工作委员会、浙江省人事厅、浙江省总工会联合创办。目前，学校隶属于浙江省卫生健康委员会。

浙江老年电视大学是一所"没有围墙的大学"。办学以来，学校始终贯彻"增长知识，丰富生活，陶冶情操，促进健康，服务社会"的办学宗旨，坚持"学无止境，乐在其中"的办学理念，通过电视节目、网络视频点播与下载、第二三课堂、讲师团送课等形式开展老年教育，为广大老年人讲授适应现代生活的社会科学文化知识，帮助老年人实现老有所学、老有所教、老有所为、老有所乐的目标。

学校开设身心健康、家庭和谐、社会交往、快乐休闲、文化修养等方面课程，邀请浙江省内高等院校、医院、科研院所的专家授课。讲课内容通俗易懂，采用案例化教学，实用性、科学性强。每年分春、秋季学期，每个学期有 2 门电视课程。8 门课程考查合格者，颁发"浙江老年电视大学毕业证书"。

入学方式：社会和农村老人到当地的社区（村）教学点或基层老龄组织报名；各地离退休干部、职工可到系统或部门建立的教学点报名，也可就近就便到住所地教学点报名。

学习方式：老年学员可根据自己的需求爱好，选择居家收视学习或教学点集中收视学习。

浙江老年电视大学联系地址：杭州市环城西路 31 号（310006）

联系电话：0571-87053091　87052145

电子邮箱：60edu@zjwjw.gov.cn

附录二　课程安排

　　"家庭常见急症处理指南"课程共 15 讲，分 15 周播出，具体安排如下：

日期（周六）	课　次	教学时间
2021 年 3 月 13 日	第一讲	8：30 ～ 9：00
2021 年 3 月 20 日	第二讲	8：30 ～ 9：00
2021 年 3 月 27 日	第三讲	8：30 ～ 9：00
2021 年 4 月 3 日	第四讲	8：30 ～ 9：00
2021 年 4 月 10 日	第五讲	8：30 ～ 9：00
2021 年 4 月 17 日	第六讲	8：30 ～ 9：00
2021 年 4 月 24 日	第七讲	8：30 ～ 9：00
2021 年 5 月 1 日	第八讲	8：30 ～ 9：00
2021 年 5 月 8 日	第九讲	8：30 ～ 9：00
2021 年 5 月 15 日	第十讲	8：30 ～ 9：00
2021 年 5 月 22 日	第十一讲	8：30 ～ 9：00
2021 年 5 月 29 日	第十二讲	8：30 ～ 9：00
2021 年 6 月 5 日	第十三讲	8：30 ～ 9：00
2021 年 6 月 12 日	第十四讲	8：30 ～ 9：00
2021 年 6 月 19 日	第十五讲	8：30 ～ 9：00

　　注：①本课程由浙江电视台公共新闻频道播出；②本课程同时在浙江华数电视"爱爸妈"、东方老年网（www.zj60.com）和"乐学堂"微信号提供视频点播。